江西省高校人文社会科学研究项目（JC23117）资助

医疗服务价格治理研究

李军山　任　翔　◎著

中国财经出版传媒集团
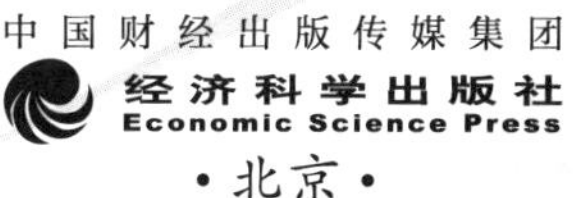

·北京·

图书在版编目（CIP）数据

医疗服务价格治理研究 / 李军山，任翔著. -- 北京：经济科学出版社，2025. 3. -- ISBN 978-7-5218-6464-9

Ⅰ. R199. 2

中国国家版本馆 CIP 数据核字第 20242EJ258 号

责任编辑：李　雪　袁　溦
责任校对：靳玉环
责任印制：邱　天

医疗服务价格治理研究

YILIAO FUWU JIAGE ZHILI YANJIU

李军山　任　翔　著

经济科学出版社出版、发行　新华书店经销

社址：北京市海淀区阜成路甲 28 号　邮编：100142

总编部电话：010－88191217　发行部电话：010－88191522

网址：www. esp. com. cn

电子邮箱：esp@ esp. com. cn

天猫网店：经济科学出版社旗舰店

网址：http：//jjkxcbs. tmall. com

固安华明印业有限公司印装

710×1000　16 开　12. 5 印张　145000 字

2025 年 3 月第 1 版　2025 年 3 月第 1 次印刷

ISBN 978－7－5218－6464－9　定价：62. 00 元

前　言

医疗服务价格是人民群众最关心、最直接和最现实的民生问题。价格是医疗服务资源配置的信号灯，也是反映医疗费用负担和体现民生的风向标。医疗服务特殊性，为医疗服务政府定价提供了理论依据，而医疗服务价格指数作为一种信号机制，反映了医疗服务价格总体变化程度和政府定、调价的科学化水平。伴随集中带量采购政策全面实施，医疗服务价格对医疗费用负担和医疗资源配置效率的决定性影响更加突出，医疗服务价格治理日益成为政府、学者、行业和社会普遍关注的焦点。

2016年7月，经国务院同意，国家发展和改革委员会、原国家卫生和计划生育委员会、人力资源和社会保障部、财政部联合印发了《关于印发推进医疗服务价格改革意见的通知》。2018年，国家医疗保障局成立，结束了我国医疗服务项目设立与项目价格分开管理的历史，为医疗服务价格治理能力和体系现代化建设提供了组织保障。2021年8月，国家医疗保障局等8部门联合印发《深化医疗服务价格改革试点方案》（以下简称《试点方案》），明确要求“实行医疗服务价格公示、披露制度，编制并定期发布医疗服务价格指数”，提出“到2025年，深化医疗服务价格改革试点经验向全国推广，分类管理、医院参与、科学确定、动态调整的医疗服务价格机制成熟定型，价格杠杆功能得到充分发挥”。2021 年 10 月下发了《国家医疗保障局办公室关于试编医药价格指数有关工作的通知》，标志着价格指数编制工作正式启动。

为更好贯彻上述文件精神，国家医疗保障局组织编写了《医疗服务价格改革试点操作手册（2021 版)》（以下简称《试点操作手册》）和《全国医药价格指数编制方法》（以下简称《全国指数编制方法》)，用以指导各省市医疗服务价格治理实施工作。从各省市医疗服务价格治理改革来看，目前有几个问题急需解决：一是同一统筹区域医疗服务项目政府统一定价理论研究和实际应用工具推出亟待进一步深化和强化完善；医疗服务特殊性为政府干预医疗服务定价提供了理论依据，但政府如何定价还缺乏科学合理理论指导。同一统筹区域不同医疗机构同一医疗服务项目成本千差万别，增加了政府统一定价的实际操作难度。二是地方医疗服务价格指数编制还有待于进一步夯实理论基础和提升应用规范化水平；《全国指数编制方法》为地方医疗服务价格指数编制提供了指导，但各地病情特点、医疗服务项目成本、开展频数及其价格等表现出显著的地域特性，亟须强化契合地方地域特性的医疗服务价格指数测算理论和实际应用研究。三是全面推进地方医疗服务价格治理能力与治理体系现代化建设的配套改革与政策建议。国家层面的价格治理原则和方向已经确定，但需要进一步结合地方实际，从而推动国家价格改革政策落地生效，而这需要配套政策改革配合和切实科学可行的政策建议指导。

本书正是基于上述研究背景，运用卫生经济学、福利经济学、卫生政策学、制度经济学、统计学等理论，借鉴我国医疗服务价格治理已有研究成果，以A省为例，优化完善了省域医疗服务项目定价理论模型和医疗服务价格指数测算理论模型，并据此分别开展典型医疗服务项目定价和省域价格指数测算实证分析，进一步检验校正了上述两个理论模型，为我国医疗服务价格治理提供工具和方法指导。在此基础上，结合医疗服务价格改革发展现状，提出助力我国各省市医疗服务价格治理能力和体系现代化建设的政策建议。

第一，主要采用机会成本理论，研究构建了医疗服务项目政府定价一般理论模型，为地方医疗服务项目定价提供一般化理论研究范式。我国竞争性技术人力市场缺失，使得技术人力资源价值难以借鉴市场价格得以充分体现，即医疗服务项目技术人力资源耗费定价缺乏具有可操作性的现实技术工具。不同医疗机构同一医疗服务项目非技术人力资源耗费成本又千差万别。本书采用机会成本理论，分别以统筹地区卫生行业在岗职工社会平均工资率水平和政府集中招标采购价格作为技术人力和非技术人力资源耗费的计价基准，研究构建了医疗服务项目定价一般理论模型，有效实现了政府定价和市场定价的有机融合，统一了不同医疗服务项目定价标准，为科学合理体现医疗服务项目价值提供一般化理论研究参考，因而具有重要的理论研究价值。

第二，开展典型医疗项目政府定价案例分析，不仅进一步检验校正了定价理论模型，而且为全面推进和贯彻落实《试点方案》提供实际应用工具和具体方法参考。本书以A省省本级统筹区域“多学科专家会诊”“钩活术”“手术3D打印建模”为例，开展了典型医疗项目政府定价案例研究。结果表明，整个定价过程思路清晰、所需变量数据信息比较容易获得、最终定价多方认可，进一步支撑检验了机会成本定价模型的科学性和可行性。基于本模型的定价成果不仅可以直接应用于各地新增医疗服务项目定价指导，也可以嵌入赣州市等5个试点城市价格改革试点方案，为试点城市通用型项目“价格基准”制定和复杂型项目的报价审核提供操作性较强的科学政策工具，因而具有重要的实际应用价值。

第三，通过增设权重因素，进一步优化设计了地方医疗服务价格指数测算模型，充分体现了不同项目对价格指数的影响差异。正在全国施行的《全国指数编制方法》基于124个医疗服务项目个体价格指数的算术平均数（即1/124）开展总体指数、分类指数和地区价差测算，并没有考虑不同项目的权重差异，因而难以准确衡量价格总体水平。本书通过梳理国内外有关医疗价格指数测算模型相关文献，结合价格指数相关理论，在借鉴典型国家经验结果的基础上，对我国现行医疗服务价格指数编制方法进行细化和完善。通过增加权重因素，遴选样本项目，分别构建拉氏价格指数模型、帕氏价格指数模型以及马埃价格指数模型，进一步提升了模型的科学性和合理性。

第四，契合A省医疗服务项目价格实施实际，开展A省医疗服务价格指数测算实证研究，不仅进一步检验了理论模型的科学性，而且为省域医疗服务价格指数编制提供了实际操作示范。当前基于全国层级、单个城市层级和单个医院层级的价格指数研究比较深入，但系统化的省域医疗服务价格指数实证分析比较少见。基于A省医疗服务项目价格施行实际数据信息，按照“费用高、频数大、知晓度强”样本项目优选原则，最终遴选了119个项目并采集了相应价格数据信息。在此基础上，以2018年为基期，2022年为报告期，分别采用简单算术平均指数模型、拉氏价格指数模型、帕氏价格指数模型和马埃价格指数模型对A省总体指数、分类价格指数和地区价差变动情况进行实证研究。整个实证分析过程比较清晰、测算步骤较简单、测算思路较明确、测算数据较易获得。四种模型测算结果总体上趋于一致，但部分统筹地区总体价格指数和与价差得分排名等仍存在显著差异。说明当前正在全国施行的《全国指数编制方法》总体上有效，但仍有进一步提升空间。纳入权重后，指数测算更加精准科学。而基于马埃价格指数模型的测算结果相对更为准确和可靠。

第五，基于价格指数测算实证分析结果，结合地方经济与社会发展指标，对A省及各统筹地区医疗服务价格水平进行了总体分析和比较分析，准确反映了全省医疗服务价格水平动态变化，为A省价格统筹管理提供了坚实的数据支撑。2022年A省总体医疗服务价格指数平均增速（基于四种模型的测算结果平均数，即“-0.01%”）远低于居民可支配收入增速（29.21%），说明未来调价空间较为充足。临床手术类、中医类等技术劳务占比较高的医疗项目价格指数增加明显，分别为4.34%和2.26%，远高于平均水平-0.01%，而影像检查类项目价格指数则明显下降，平均增速为-4.34%，表明依赖仪器设备、物耗成本较高的项目价格水平有一定程度下降，全省医疗服务项目之间相对比价有所改善，调价政策效果已有初步显现，医疗机构收入结构进一步优化。部分经济较为发达地市价格水平得分较低（如JJ市，绝对和相对价格水平得分均排名垫底，为第12名），而欠发达地市却排名靠前（如JA市，排名前3），说明A省各地市医疗服务价格与其经济发展水平不匹配，亟待强化全省价格统筹管理，消除或减少地区差异。

第六，结合A省医疗服务价格治理现状，对接国家与地方医疗服务价格改革目标，提出了针对性政策建议，为地方医疗服务价格统筹管理和医疗保障事业高质量发展指明了政策的努力方向。

一是进一步提升医疗服务项目政府定价能力水平。(1) 适时完善医疗服务项目内涵。医疗服务项目内涵影响着项目耗费资源的数量与类型，进而影响定价的范围和边界。应适时完善各省市医疗服务项目内涵，保障医疗服务定价的规范性和合理性。若国家价格项目规范中有明确规定，则遵循国家标准内涵；若没有国家标准或国家标准不明确，则可以在参考全国其他省市项目内涵的基础上，结合各省市情，充分听取医疗机构建议，选择确定医疗服务项目内涵。(2) 构建定价数据库。医疗服务价格测定需要以医疗机构医疗服务项目实际资源消耗数量、规格、单价和使用时间等为数据支撑。各省市医疗服务定价数据库包括：各省市现行医疗服务项目编码、内涵、人力资源消耗、时间等国家标准数据和地方标准数据，药品、试剂、耗材等耗费数量、单价的地方标准；地方经济发展水平、一般物价水平、公立医院收入结构、药占比、人员支出占比、各等级各类别工作人员薪酬和实际报销比例数据等；其他影响公立医院医疗服务定价的因素。(3) 建立基于第三方的医疗服务价格评价机制。建议建立基于第三方的医疗服务价格评价机制，主要评价以下三个方面：医疗服务价格调整对公立医院平稳运营、医生收入、患者疾病经济负担的影响；医疗服务价格调整对医院收入结构、医生处方行为、患者就医选择等产生的影响及其机制，价格调整是否对医院管理、医生处方行为和患者就医行为选择产生了激励约束作用；评价医疗投入产出效果（医疗价值）。(4) 完善新增医疗服务项目定价机制。建议完善新增医疗服务项目定价程序和机制，为医疗机构和医务人员开展新医疗服务项目提供激励和指导，鼓励医疗机构在不断提高现有医疗服务项目服务水平基础上，积极开展新医疗服务项目的研究和供给。

二是进一步提升省域医疗服务价格指数编制规范化水平。(1) 细化完善全省医疗服务价格指数编制方法。不同地域有不同的地方病情特点及其诊治方案，应选择契合地方实际的篮子项目，同时，应将篮子项目实际开展频数作为权重纳入指数模型，可优先考虑采用马埃指数模型。(2) 加快医疗服务价格动态调整步伐。建议尽快启动医疗服务价格调价评估工作，加快医疗服务价格动态调整步伐，促进地区医疗服务价格规范统一，逐步理顺区域间比价关系，支持薄弱学科、基层医疗机构和中医医疗服务发展，着力缓解全省医疗资源分布不平衡不充分的状况，加强全省范围的价格宏观管理和调节水平。(3) 强化价格指数测算结果在医疗卫生领域的应用。应借鉴本书研究成果，积极开展全省范围的价格指数编制，密切跟踪和全面掌握全省医疗服务价格动态变化，指导各地市医疗服务价格定、调价宏观决策，确保医疗服务价格形成新机制稳定高效运行。(4) 加强全省医疗服务价格宏观管理与协调。及时对各医保统筹区域医疗服务价格指数定期进行统计分析、科学排名，并将测算结果同地方经济与社会发展水平匹配度进行比较分析，统筹全省医疗服务价格治理，消除或减少地区差异和不平衡，助推A省医疗服务价格治理能力和体系现代化建设。

综上，本书遵循“问题提出—问题分析—问题解决”的闭环研究思路，重点围绕医疗服务政府定价模型和医疗服务价格指数测算理论模型的设计、理论模型的实证检验以及价格治理政策建议三个方面，开展了A省医疗服务政府定价和总体价格水平测算研究，是省域医疗服务价格治理系统化研究集成，为其他省市价格治理分析树立了研究示范，因而具有重要的理论价值和实际应用价值。

李军山　任　翔

2025年3月

目录

CONTENTS

1

绪　论

1.1 研究背景和研究意义

1.1.1 研究背景

医疗服务价格是人民群众最关心、最直接和最现实的民生问题[1]。价格是医疗服务资源配置的信号灯，也是反映医疗费用负担和体现民生的风向标[2-3]。医疗服务价格水平直接影响国家医疗卫生事业的可持续健康发展[4]。2018 年，国家医疗保障局成立，结束了我国医疗服务项目设立与项目价格分开管理的历史，为医疗服务价格治理能力和体系现代化建设提供了制度保障[5]。

2021 年 8 月 31 日，国家医疗保障局等 8 部门联合印发《深化医疗服务价格改革试点方案》（以下简称《试点方案》），明确要求："实行医疗服务价格公示、披露制度，编制并定期发布医疗服务价格指数”，并提出“到 2025 年，深化医疗服务价格改革试点经验向全国推广，分类管理、医院参与、科学确定、动态调整的医疗服务价格机制成熟定型，价格杠杆功能得到充分发挥”[6]。

为更好地贯彻执行《试点方案》精神，国家医疗保障局组织编写了《医疗服务价格改革试点操作指导手册（2021 版）》（以下简称《试点操作手册》），用以指导赣州、苏州、厦门、唐山、乐山试点改革[7-8]。从先期 5 个城市试点情况看，此次价格改革主要根据试点地区经济增长、物价指数、医疗服务总收入、基金结余和成本构成等因素确定调价总量和触发机制，然后基于通用类项目价格基准或经审核的复杂型项目医疗机构报价进行调价。按照文件要求，通用型项目价格基准由省级医疗保障部门制定，复杂型项目价格经由医疗机构报价审核而确定。因缺乏有效可行的医疗服务项目一般定价理论，一方面，通用型项目“价格基准”制定工作还没有实质开展，一般借用已经形成的“历史价格”作为“价格基准”和政府指导价；另一方面，医疗机构复杂型项目报价千差万别，同时政府也缺乏科学统一审核标准，亟待规范完善，医疗价格改革任重道远[9]。

为更好地贯彻执行《试点方案》关于编制价格指数的文件精神，国家先后下发了《国家医疗保障局办公室关于试编医药价格指数有关工作的通知》《国家医疗保障局医药价格和招标采购指导中心关于及时报送省级医疗指数价格指数的通知》《国家医疗保障局办公室关于 2018 ~ 2021 全国医药价格指数的通报》《关于进一步做好医疗服务价格管理工作的通知》[10-11]，并印发《全国医药价格指数编制方法》（以下简称《全国指数编制方法》），为全国各省市医疗服务价格指数编制提供了统一方法工具，提升了全国医疗服务价格统筹管理层级水平。《全国指数编制方法》遴选了124个医疗服务篮子项目，并以政府所制定的该篮子项目收费价格为基础编制价格指数。从我国各省市应用实践看，数据信息相对容易获得，编制程序比较清晰，测算过程比较简单，易于推广。但也存在一些不足之处：一是已选篮子项目的代表性问题。我国幅员广阔，不同省市在常见病、多发病及其诊治服务上存在显著地域差异。尽管《全国指数编制方法》选定的124个项目在测算全国医疗服务价格指数时具有较好的代表性，但直接用来编制各省市医疗服务价格指数，则难以充分体现各省市的医疗服务地域特色。二是篮子项目权重问题。不同项目对医疗服务价格指数影响不仅与其项目价格变化程度有关，也与项目实际开展频数有关，为此，指数编制模型纳入篮子商品权重是模型设计的共识。《全国指数编制方法》采用各篮子项目的简单算术平均价格作为指数编制的基础，没有考量不同项目实际开展频数差异对指数大小的影响，即没有考量权重（也可以说，采用“相同权重”），这必将影响到指数测算的科学性和精准度。为此，亟待在篮子项目选择、项目权重确定等方面进一步细化。2021年，赣州、苏州、厦门、唐山、乐山5个深化医疗服务价格改革试点城市已进行了多轮价格调整，但试点城市医疗服务价格总体水平处于什么状态、不同类别项目相对比价和公立医院收入结构是否得到改善、公立医院公益性是否充分体现等试点政策目标是否实现，同样需要价格指数科学测算。开展省（市）域医疗服务价格指数测算研究[12-13]，不仅是贯彻落实国家政策文件精神的重要举措，也是契合当前地方价格调整试点改革现实需求的体现，因而是地方医疗服务价格治理能力和体系现代化的必然要求。

此外，伴随医疗技术进步和地方经济社会发展，人民群众医疗服务需求持续增长、新增医疗服务项目数量明显上升、医疗费用“医保支付”比例逐渐提高，医疗服务价格越来越成为医疗保险领域广大学者、政府和卫生从业人员关注的焦点和敏感话题。如何科学合理制定医疗服务价格和评估医疗服务价格水平，不仅是摆在政府面前一个亟待解决的理论问题，也是一个愈发紧迫的实践问题[14-15]。

本书基于上述研究背景，在全面梳理国内外医疗服务价格治理理论研究和实践经验基础上，主要运用卫生经济学和统计学理论，综合采用模型法、实证分析、文献法、政策研究法、数理统计、实地调研和专家咨询等跨学科综合分析方法，研制了医疗服务政府定价理论模型和价格指数测算模型，并据此开展了医疗服务项目政府定价实证分析和省域医疗服务价格指数测算实证分析，进一步检验校正了政府定价理论模型和价格指数测算模型。在此基础上，结合当前价格治理实际，提出了价格治理相关政策建议，这不仅有利于进一步优化完善医疗服务政府定价相关理论和价格指数测算理论，而且有利于贯彻落实国家《试点方案》精神，有利于完善《试点操作手册》和推进价格试点改革，从而为国家和地方价格治理能力和体系现代化提供理论和工具方法借鉴，因而具有重要的理论意义和实际应用价值。

1.1.2 研究意义

第一，研究构建了医疗技术人力资源定价一般理论模型，为医疗服务项目技术人力资源定价提供一般化理论研究范式。

竞争性技术人力市场缺失，使得我国技术人力资源价值难以借鉴市场价格得以充分体现，即医疗服务项目技术人力资源耗费定价缺乏具有可操作性的现实技术工具。此外，我国基于物耗成本的传统定价理念和政策，也进一步加剧了技术人力资源价值被低估的态势。本书采用机会成本理论，基于目标统筹地区社会平均工资率水平和项目各类技术人力标准耗时，研究构建医疗技术人力资源耗费定价的一般理论模型，为科学合理体现医疗服务项目的技术劳务价值和所有医疗服务项目技术人力资源定价提供一般化理论研究参考，因而具有重要的理论研究价值。

第二，开展典型医疗项目价格实际测算和配套政策研究，为全面推进和贯彻落实价格改革试点方案提供实际应用工具和具体方法参考。

本书重构了我国医疗服务项目定价理论模型，并据此开展典型医疗项目价格实际测算和实施策略研究，其成果不仅可以直接应用于新增医疗服务项目定价指导，也可以嵌入赣州市价格改革试点方案，为试点城市通用型项目“价格基准”制定和复杂型项目的报价审核提供操作性较强的科学政策工具，因而具有重要的实际应用价值。

第三，开辟了省域医疗服务价格指数研究前沿。

本书在借鉴全国医疗服务价格指数编制模型的基础上，结合地区医疗服务发展不平衡等客观现实，在样本项目的遴选、权重确定和价格测定等方面进一步细化设计，有利于推动医疗服务价格由较为宏观的全国层级统筹研究转为中观层级省级和更为微观的地市级治理研究。

第四，树立了省域医疗服务价格指数编制的应用示范。

以A省为例，通过省域医疗服务价格指数测算模型优化设计、实际测算以及成果应用研究，为各省市统筹管理地区医疗服务价格提供了全流程实际操作示范，因而具有重要的实际应用价值。

1.2 研究方法与研究目的

1.2.1 研究思路

首先，通过文献查阅，系统梳理国内外医疗服务价格治理相关理论研究成果和实践经验总结，为本书提供理论和方法借鉴；其次，分析重构医疗服务政府定价理论基础和定价机理，研制基于机会成本理论的医疗服务政府定价理论模型，并据此定价实证分析；再次，研究设计省域医疗服务价格指数测算理论模型，并以A省为例，采用各类价格指数模型，开展A省总体、分类价格指数和地域价差实证分析，通过横、纵向比较分析和静、动态相结合分析，在进一步检验校正模型的基础上，全面深入解剖 A 省医疗服务价格水平总体现状及其变化；最后，总结本书研究成果，形成研究结论，并提出政策建议，为 A 省医疗服务价格治理能力和体系现代化建设提供政策努力方向。

本书的研究技术路线如图 1－1 所示。

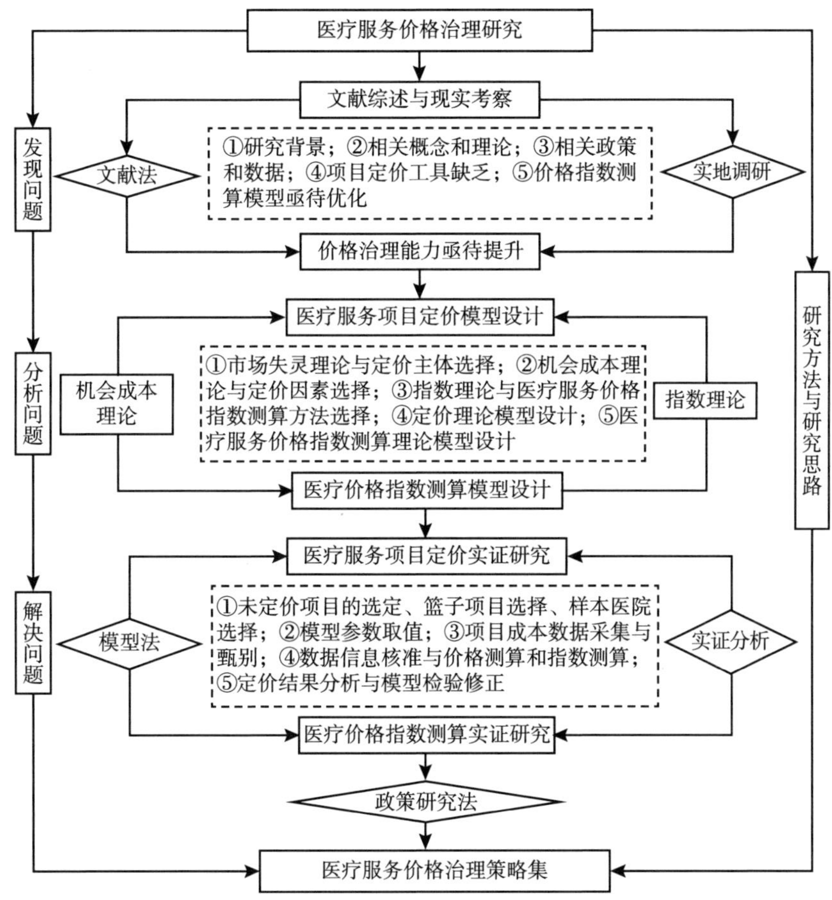

图 1－1 医疗服务价格治理研究技术路线

1.2.2 研究方法

（1）指导性理论。

第一，机会成本和卫生经济学理论。主要用于医疗服务定价方法和定价因素的选择确定，辅助完成定价理论模型的构建思路、提供部分可供选择的变量指标及其取值。机会成本理论主张基于放弃次优选择可能带来的利益损失来表示资源耗费成本[16]，为不同医疗服务项目资源耗费提供了统一计价标准，确保科学合理体现不同项目相对比价。由于可能次优选择及其利益损失都存在不确定性，一般以竞争性市场价格或者社会平均收益来表示。本书中，主要用于项目耗费的技术人力资源和非人力资源计价基准测算，其中前者参照社会平均工资率，而卫生材料等非技术人力资源则参照国家集中带量采购价（或中标价）。卫生经济学理论揭示了医疗服务特殊性，强调单一市场定价的效率损失和政府调节的合理性[17-18]，为本书研究选择医疗项目政府定价为主、兼顾市场机制在要素价格形成中比较优势的整体思路供理论依据，也为医疗服务项目不同医疗资源的差别定价策略提供理论支撑。

第二，统计学指数测算理论。主要包括总体指数典型测算理论方法，即拉氏、帕氏和马埃三种经典总体指数测算理论方法[19]，用于指导构建医疗服务价格总体指数测算模型、各类型或各地区医疗服务价格指数测算模型。当前正在全国施行的《全国指数编制方法》没有考虑不同篮子商品（项目）对医疗服务价格水平的影响，所以，本书借鉴经典的拉氏、帕氏和马埃指数测算理论方法，分别构建了以基期、报告期和二者平均值为权重的三种总体测算模型，从而更为真实反映医疗服务价格水平的变化。同时，借鉴《全国指数编制方法》，纳入权重因素，研制设计了地区绝对价差和相对价差测算模型，进一步拓展了统计学指数测算理论方法的应用领域。

（2）模型法。

第一，政府定价理论模型法。主要采用模型法，构建了医疗服务定价理论模型，包括 1 个总体定价模型（医疗服务项目理论价格测算模型）和 2 个子模型（医疗项目技术人力资源定价模型和非技术人力资源定价模型）。总体定价模型区分技术人力和非技术人力资源，子模型则基于不同资源计价标准进行设计，分类计价、分类管理。

第二，医疗服务价格指数测算理论模型法。基于统计学指数理论和相关概念，借鉴《全国指数编制方法》（即算术平均价格指数测算模型），通过篮子项目遴选、篮子项目价格选定、项目权重纳入，分别研制了医疗服务拉氏价格指数测算模型、帕氏价格指数测算模型和马埃价格指数测算模型，用于总体、各统筹地区和分类价格指数测算。在此基础上，进一步设计了地区价差模型，为省域医疗服务价格指数测算提供了理论指导和实际应用工具方法，全面拓展和丰富了省域医疗服务价格指数测算理论研究深度和广度。

（3）实证分析法。

第一，实际测算了 3 个典型医疗项目价格。结果表明，测算价格基本低于医疗机构申报成本和价格，但高于 A 省以外地区平均水平，测算价格相对科学合理，由此进一步检验、修正了医疗服务定价理论模型。规范分析和实证分析相结合，确保模型设计科学有效。

第二，通过篮子项目遴选确定、项目价格以及实际开展频数等数据资料收集整理，运用本书研制的价格指数测算理论模型方法，实证分析测算 A 省医疗服务价格指数，旨在通过总体、分地区、分类价格指数多维度实际测算，规范分析和实证分析、静态分析和动态分析相结合，为全面把握 A 省医疗服务价格水平现状提供科学、客观、及时的数据信息支撑的同时，进一步检验校正了指数测算模型。

（4）政策研究法。

第一，根据实证分析结果，结合价格改革政策和推进现实，开展医疗服务项目定价理论模型应用落实的政策思考，探讨本定价模型嵌入赣州、苏州、厦门、唐山、乐山等试点改革和未来全国全面推广的政策可行性。

第二，根据前述实证分析结果，结合地方经济与社会发展现状，运用政策研究法，探析地方医疗服务价格相关政策，提出价格统筹管理政策建议，为地方医疗服务价格指数编制和价格统筹管理提供政策的努力方向，助推各省价格治理能力和体系现代化建设。

此外，还综合采用了文献法、实地调研法、专家咨询、半结构式访谈法等多种方法，力求数据信息翔实可靠、理论指导科学、方法得当、政策建议合理可行。

1.2.3 研究目的

本书的研究目的主要在于提升医疗服务价格治理能力水平，具体包括以下两个方面。

第一，提升医疗服务政府定价能力水平。这是从微观视角，研究单一医疗服务项目政府如何定价。具体包括医疗服务项目政府定价的理论依据、政府定价的工具方法设计、政府定价的具体策略。从本书来看，主要包括构建医疗服务项目政府定价的统一理论模型，并提出相应的政府定价政策，从而确保各地医疗服务政府定价标准统一、定价程序规范、定价政策执行有力。

第二，提升医疗服务价格指数编制规范化水平。这是从宏观视角，研究所有或某一类医疗服务总体价格水平如何科学测算，确保地方医疗服务价格水平与其经济社会总体发展相匹配。主要通过科学遴选样本项目、优化设计医疗服务价格指数总体测算模型、分类价格指数和地区价差模型，并据此编制价格指数，从而及时掌握和监测统筹地区医疗服务价格改革工作的成效，提升医疗服务价格统筹管理能力。

1.3 研究内容和框架

1.3.1 研究内容

第一，前人成果的归纳总结。从定价理论模型设计与实证分析、指数测算理论模型构建与实证分析、政府价格治理能力和体系现代化等方面，全面梳理国内外医疗服务项目定价和价格指数测算的相关理论及其发展动态，为本书提供直接或间接的理论方法参考。

第二，医疗服务项目定价理论模型设计。主要从定价主体、定价因素、定价标准出发，考虑模型假设、模型参数设定、模型变量之间关联设计。医疗服务（市场）特殊性，决定了政府是医疗服务定价主体的同时，应将医疗服务供方资源耗费作为定价主要因素，确保供方得到合理补偿和参与。伴随医疗服务物耗材料公开招投标和集采政策的不断推行，我国医疗服务药品、低值易耗品、医疗设备等非技术人力资源耗费的定价基准可以参照或借鉴公开招标价或集采价格，确保医疗服务供方物耗得到科学合理补偿。我国竞争性医生人力市场缺失，技术人力资源耗费定价难以借鉴市场价格作为计价基准，而不同医院、不同地区实际人力资源成本又存有差异，致使技术人力资源耗费定价基准不统一，这也是当前政府定价面临的一大难题，因而也是本书重点研究内容之一。

第三，医疗服务项目定价实证研究。以A省部分新增项目为例，依托上述医疗服务价格理论模型和《国家医疗服务价格项目规范（2023版）》，运用卫生经济学和卫生管理学相关理论完成未定价医疗服务项目成本调查和价格测算工作，推动更多质优价宜的医疗服务项目应用于临床，提高医疗服务项目价格治理的客观性、科学性和合理性的同时，进一步检验校正定价模型。

第四，医疗服务价格指数编制模型优化与实证研究。契合当前我国医疗服务价格指数编制实际，运用卫生经济学、统计学和卫生管理学相关理论，研究构建医疗服务价格指数编制模型，并据此开展医疗服务价格指数实证研究，研究编制期内季度和年度医疗服务价格指数测算分析报告，为提升省域医疗服务项目价格治理能力提供理论方法和实际应用工具。

第五，医疗服务价格治理策略研究。全面梳理《深化医疗服务价格改革试点方案》颁布以来医疗服务项目定价成功经验和理论研究成果，提出施行医疗服务项目常态化定价和价格指数规范编制的政策建议，推动构建分类管理、医院参与、科学确定、动态调整的 A 省医疗服务项目调价机制，促进地方医疗保障和医疗服务高质量协同发展，探索形成可复制、可推广的价格治理模式。

主要内容框架如图 1－2 所示。

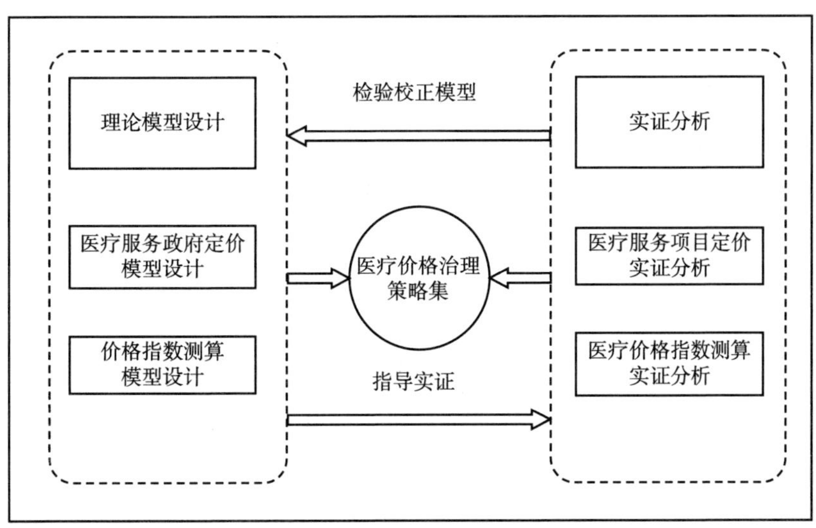

图 1－2　医疗服务价格治理研究逻辑框架

1.3.2 本书章节结构

根据研究的主要内容和技术路线图，本书章节结构安排如下：

第 1 章：绪论。阐述选题的背景、研究目的和意义、研究方法和研究的主要内容，以及研究创新之处。

第 2 章：文献综述。围绕本书研究的主要内容——医疗服务定价与价格指数测算两个方面，归纳总结了国内和国外最新研究成果和不足之处。

第 3 章：我国公立医院医疗服务价格治理政策分析。首先介绍我国医疗服务价格管制政策的历史沿革，重点分析我国新医改以来医疗服务价格改革政策，归纳总结我国医疗服务价格治理成功经验，提出未来政策的努力方向。

第 4 章：医疗服务政府定价理论模型设计。主要运用卫生经济学和机会成本理论，基于当前我国医疗服务项目定价的实际现状，科学合理选择定价所应考虑的关键因素，夯实我国医疗服务项目政府定价的理论基础，并据此研究构建了符合我国国情的科学合理、操作简单、有效可行的医疗服务项目定价一般理论模型。分别采用国家药品和卫生材料招标采购价或中标价、统筹地区相应社会平均工资率作为非技术人力资源和技术人力资源计价基准，统一了不同机构申报的不同项目或相同项目的资源耗费计价基准，同时，根据《全国医疗服务价格项目规范（2012 版）工作手册》，结合实地调研和充分征询专家建议，统一了项目耗费的技术人力和非技术人力标准数量。在此基础上，将技术难度和风险程度系数纳入模型设计之中。

第5章：医疗服务项目政府定价实证研究。为进一步检验和校正定价理论模型，开展了典型项目定价实证分析。以A省2021年前医疗机构申报的新增项目作为测算对象，通过实地调研，并走访有关专家，核定了项目内涵及其标准耗费数量。在此基础上，运用上述理论模型，开展了定价实证分析并与现行补偿价格进行了比较。结果表明，测算价格比较合理，得到了项目申报机构等各方的认可。

第6章：医疗服务价格指数测算理论模型设计。首先，依据相关价格指数理论，考量篮子项目权重因素，分别设计了基于不同权重因素的总体价格指数测算模型：拉氏价格指数测算模型、帕氏价格指数测算模型和综合加权价格指数模型。其次，进一步构建医疗服务分类价格水平和区域价格水平差异的指数模型。其中分类价格指数模型可以测算中医类、诊察类等八大类医疗服务项目价格指数，区域价格水平差异模型有绝对价差模型和相对价差模型，用来测算统筹地区内部价格水平差异。

第7章：医疗服务价格指数测算实证研究。以A省为例，2018年为基期，2023年为报告期，收集A省8大类共119个篮子项目的价格数据信息，采用相应模型方法，科学客观测算A省总体医疗服务价格指数、分类价格指数和地区价差，并对测算结果进行比较分析，进一步检验校正模型，为科学选择可操作性强、真实反映A省医疗服务价格水平及其动态变化的价格指数模型提供理论参考，同时为全面客观掌握A省医疗服务价格水平现状提供坚实的数据支撑。

第 8 章：医疗服务价格治理政策建议。结合目前医疗服务价格指数发展的现状及困境，并根据其理论与实证分析结果，分别从医疗服务政府定价和价格指数编制两个方面提出政策建议，为我国医疗服务价格治理能力和体系现代化建设提供了政策的努力方向。

第 9 章：结论与展望。全面总结研究成果，形成主要研究结论，并针对本书不足，展望未来，提出未来研究方向所在。主要结论包括：基于机会成本的定价理论模型具有较好的科学性和可行性；资源耗费标准核定是项目价格测算实证分析的关键所在。算术平均指数模型总体可行，马埃指数模型最优；MSPI 总体保持稳定，未来调价空间较为充足。项目相对比价持续向好，调价政策目标初步实现。区域价格水平仍不均衡，宏观管理有待加强。医疗服务价格改革调整是重要的民生工程，也是一项政治任务，需考虑环节因素较为复杂，未来应结合医疗服务定价和调价，形成综合系统化研究合力，共同服务于我国医疗服务价格改革伟大实践，助推我国医疗保障事业高质量发展。

1.4 研究的创新点

1.4.1 研究创新

（1）观点创新。

第一，实现了政府定价和市场定价的有机协同。将供方资源耗费作为主要定价因素，契合了医疗服务特殊性和供方市场主导地位的特征，是卫生经济学关于政府积极干预医疗服务定价理论的应用体现。同时，非技术人力耗费资源则参照国家集中带量采购价（或中标价）进行定价，又突出了市场机制在要素价格形成机制中的比较优势。

第二，实现了项目定价标准的规范统一。将资源耗费的次佳选择带来的收益损失（即“机会成本”）作为定价的标准，统一了不同项目、不同资源耗费（技术人力资源、非技术人力资源）的计价标准，为科学合理体现不同项目的相对比价提供了统一的计价标准，切断了项目政府一般定价和具体医院个体成本之间的不当因果关联。

（2）方法创新。

第一，基于机会成本进行医疗服务分类定价。这有别于不考虑项目成本构成特点的基于物耗成本的传统定价方法和政策，有别于虽有资源分类定价，但非人力资源仍基于医疗机构个体成本的定价研究，也有别于实用性较差的基于医疗结果或价值的单纯理论研究，还有别于基于机构个体成本的医疗项目定价专门研究。

第二，医疗服务价格指数测算方法创新。首先，增加了权重因素，有别于当前实际采用的没有权重的指数模型。运用拉氏价格指数法、帕氏价格指数法和加权综合价格指数法分别构建A省医疗服务价格指数模型。其次，构建动态价格指数模型和静态价格指数模型、绝对价格指数模型和相对价格指数模型、地区价格指数模型和分类价格指数模型。这有利于全面反映A省总体及各统筹地区价格水平及其动态变化。最后，运用实证分析法，进一步检验模型的科学性和可操作性。模型设计科学，测算方法独特。

第三，综合运用了多种方法。包括模型法、实证分析法、政策研究法、文献法以及实地调研、专家咨询等多种方法，定性分析与定量分析、规范分析与实证分析相结合。

（3）视角新颖。

本书从价格指数视角出发，以 A 省为例，分析医疗服务总体价格水平和动态变化，这不同于单一医疗服务项目定价的微观研究和单一医疗机构服务成本补偿的个体研究，也不同于基于某一年度的各统筹地区价格测算的静态分析，因而是省域医疗服务价格宏观协同管理和规范化调整的重要基础性决策参考工具。同时也为省域医疗服务价格治理能力和体系现代化建设提供了标杆和示范作用。

（4）时代特色鲜明，地区特色显著。

2018 年国家医疗保障局和地方各省市医疗保障局先后挂牌成立，为医疗服务价格统筹治理提供了制度保障，人民对医疗保障和价格改革提出了新期待。2021 年，赣州、苏州、厦门、唐山、乐山入选全国深化医疗服务价格改革 5 个试点城市，价格指数编制测算工作由此显得尤为紧迫必要。2022 年 6 月，国家出台关于 2018 ~2021 年全国医药价格指数的通报，对我国医疗服务价格指数进行了描述性统计分析。为此，测算包括 A 省在内的试点省市医疗服务价格指数，不仅紧扣时代脉搏，是国家医疗保障制度改革和完善的大势所趋，也是地方医疗服务价格调整政策所需，因而又具有鲜明的地域特色。

1.4.2 研究不足

（1）定价模型变量取值还有待于进一步完善。

项目耗费的各类资源数量标准、各类人力资源工资率标准、各类非人力资源机会成本、技术难度和风险程度基准系数取值大小及其权重直接影响项目定价高低。本书尽管将以上因素纳入模型设计并加以统筹考虑，但在实证分析过程中，发现变量取值存在多种不确定性，需要考量因素远非设计时那么简单，未来在模型设计中仍需进一步细化变量取值等设计环节，尽可能减少遗漏环节或因素，力求变量取值科学合理，确保得到项目定价各方认可。

（2）定价实证分析的样本项目和样本医院数量较少。

通过典型项目定价实证分析，进一步校正检验定价理论模型，但典型项目数量较少，仅有3个，难以穷尽各类项目定价所有的环节因素。实际测算过程中，各项资源耗费数量标准仅能根据项目申报医疗机构的成本说明，并结合面对面访谈结果加以确定，样本医疗机构数量较少，增加了测算误差的可能性。未来需要增加实证分析的样本项目和样本医疗机构数量，从而确保数据信息充分、变量取值科学合理、实证检验结果支撑有力。

（3）价格指数测算模型设计和实证分析还有待于进一步完善。

首先，篮子商品遴选还有待于进一步完善。《全国医疗服务项目技术规范（2023版）》列明的医疗服务项目有近万个，本书选择了其中119个。尽管类别上全部涵盖了，但各类别篮子商品的数量分配还是显得有点简单，导致篮子项目的代表性和据此测算的结果均受到一定的约束，未来应进一步强化篮子商品的选择设计，从而提升模型的科学性和实证分析结果的有效性。其次，理论上计算价格指数应该采用交易价格，但在实际计算时由于交易价格不易获得而通常采用价目表价格。在很多医疗交易中，价目表价格和交易价格存在很大差异，因此利用价目表价格计算的价格指数通常会偏大。因数据信息限制，本书没有将A省价格水平与其他省份价格水平进行横向比较，这也是未来研究方向所在。

2

文献综述

2.1 医疗服务价格治理研究的学术史梳理

医疗服务政府价格治理研究是在帕累托（Pareto）福利经济学框架下，围绕政府和市场、效率和公平展开的。20 世纪 60 年代末欧美国家医疗费用快速提升，导致政府财政预算支付压力不断增长，政府被迫开始实施医疗服务价格管制政策，由此推动相关理论研究的兴起与发展。学者们基于医疗服务特殊性和不完全竞争市场结构，论证了医疗服务领域市场失灵的必然性[20-21]，政府理应积极干预医疗服务价格形成调整全过程，从而发挥价格在卫生资源配置中的经济杠杆作用，确保体现公立医院公益性[22]。也有学者基于监管者俘获（provider-capture）以及寻租（rent-seeking）因素影响[23]，认为价格管制并未实质影响到医院的市场垄断地位，价格调整应以市场化改革为基础，从而及时反映成本和收入变化，减少政府低效干预[24]。由于医疗服务价格治理研究文献比较丰富，本书主要围绕医疗服务定价和医疗服务价格指数编制两个方面开展文献梳理。伴随医疗费用前瞻性支付方式逐渐取代后付制，政府对医疗服务价格管制由事后单纯成本监管转向了事前总额控制和结构调整[25]。

2.2 医疗服务政府定价文献综述

2.2.1 定价因素研究

定价必须全面反映影响价格形成的各种社会经济因素。主要包括：社会必要劳动耗费的变动、供求关系、政策因素等。一般认为，医疗服务成本是医疗服务价格构成的重要基础。然而，公立医院公益性特征使得医院平稳运行、群众疾病经济可负担、医保支付可持续、体现医务人员劳务技术价值、地方人均可支配收入、城镇在岗职工年均收入、地方宏观经济发展、一般物价水平等也成为定价需要考虑的重要因素。相比国外比较成熟的医疗服务价格形成机制[26]，我国医疗服务价格前期研究主要是配合“药品耗材零加成”等短期政策配套进行医疗服务价格调整[27]。现已转向价格常态化动态调整机制研究，对医疗服务定价的专门研究文献还比较少见。

2.2.2 定价模型研究

定价模型在其他行业已有开发和应用，在医疗服务领域，早期定价主要以医疗机构各项成本的简单加总构成。后来随着各国医疗费用高增长带来的控费需求逐渐发展出了一些新的定价方法和支付方式。有学者认为应以不同医疗服务项目相对价值变化为主要定价依据[28]，如日本的诊疗报酬点数[29]、美国的相对价值法[30]、澳大利亚的服务项目加权因子[31]等。我国学者基于不同项目的比价关系，提出了基于相对值的 SPEED 定价思路[32]和“三代定价模式”[33]。但这些定价模型是否适合 A 省定价实践有待于进一步观察。

2.2.3 定价实证研究

为配合取消药品耗材加成政策、对接《全国医疗服务价格项目规范（2012 版）》、实施价格动态调整，各地方政府部门均组织研究人员对医疗服务项目进行了不同层次、不同水平和不同方式的定价实践。珠海[34]、贵州[35]、江苏[36]、上海[32]等报告了地方医疗服务定价情况。总体而言，现有定价仍然主要基于医疗服务成本，较少考虑宏观经济、需方、物价等方面对价格的影响。

2.2.4 价格动态调整研究

现有文献对医疗服务价格动态调整的研究主要有两个阶段。

第一阶段是为实现“腾笼换鸟”“总量不变、结构调整、有升有降、逐步到位”政策，在取消药品加成基础上，对医疗服务价格进行多次、渐进、适度的调整，以实现公立医院平稳过渡。第二阶段是基于物价、收入、宏观经济、成本等变化进行动态调整，试点借鉴价格联动机制，建立启动与约束条件、评估周期、触发规则。仲原（2022）[36]以资源为基础的相对价值比率理论构建了医疗服务项目价格动态调整模型，提出医疗服务要素成本、医务人员劳务技术价值、医院等级等内部价格调整因素和卫生政策、社会经济状况和物价水平、市场竞争和供需关系等外部价格调整因素。提出医疗收入结构、服务成本变化和参保患者自付医疗费比例三项触发定量指标。蒋昌松[37]将我国医疗服务价格动态调整触发机制的发展历程分为定性触发、半定性半定量触发、定量触发三个阶段，梳理并比较了半定性半定量触发阶段各省触发机制的异同，提出了通用型项目和复杂型项目定量触发机制的操作方法。

2.3 医疗服务价格指数测算文献综述

2.3.1 医疗服务价格指数概念研究

我国医疗服务价格指数主要分为两种类型，即基于消费者支出[38]的价格指数和基于生产者成本[39]的价格指数。有学者同时基于消费者支出和生产者价格测算出业务收入与业务支出价格指数，对其测算结果及其影响因素进行了分析[40]。《全国指数编制方法》则将政府制定的最高医疗服务项目收费价格（指导价）作为本统筹区域医疗服务价格指数测算依据[41]。也有学者将我国医疗服务价格指数设计思路概括为两种：以卫生费用水平反映卫生服务价格变化和基于《医疗服务价格项目规范》建立价格篮子测算价格水平，并认为后者更为合适[42]。美国医疗服务价格指数一般分为医疗服务消费价格指数（medical consumer price index，MCPI）和医疗服务生产价格指数（MPPI），分别以消费者自付的医疗服务价格和生产者的实际提供成本为数据基础[43]。当前美国劳工统计局（Bureau of Labor Statistics）推出的 MCPI 包括 13 个项目组，数据每个月公布一次[44]。由于消费者自付价格与支付方式、医疗保险制度等密切相关，因而难以反映整个社会实际医疗服务费用负担[45-47]。因医疗服务提供成本是供方私人信息，因而 MPPI 实际应用面临较大困难[48-49]。也有学者提出了病种医疗服务价格指数概念[50-51]。安妮·希托夫斯基（Anne Scitovsky）早在 1962 年就提出："价格指数应是单个疾病（如肺炎、阑尾炎或麻疹）全面治疗的平均费用的变化。"[53]卡特勒等（Cutler et al.，1998）使用教学医院的医院索赔数据集和由医疗保险索赔组成的数据集，构建了心脏病治疗费用的投入价格指数[54]；夏皮罗和威尔科克斯（Shapiro & Wilcox，1998）构建了白内障手术价格指数[57]。

2.3.2 医疗服务价格指数测算模型方法相关研究

许坦等（2017）学者采取将加权商品价格指数法应用于医疗

服务项目方式，构建了医疗服务项目的成本与价格指数模型，进一步分析了医疗服务项目成本与价格指数的内在关系及其变化趋势[39]。邓婕等（2017）基于价格预警理论，用 ADF 单位根检验、协整检验研究医疗价格指数预警机制，确立了医疗价格指数的预警区间和警度[55]。张迎春（2021）以世界银行购买力平价测度（purchasing power parity，PPP）理论为基础，通过国家产品虚设（CPD）法、GEKS 法测算比较我国 25 个省（区、市）的综合医疗服务价格指数，分析了省域综合医疗服务价格差异，为制定相关政策提供了参考依据[43]。《全国指数编制方法》设计了不考虑权重的总体、分类和区域价差三类价格指数测算模型[41]，全国各省份据此进行了本省份价格指数实证分析。也有学者通过指数权重和定基比方式的测算，对医院医疗服务成本指数体系进行了研究[56]。

除了消费者自付价格和生产成本外，从计算方法上看，伯恩特（Berndt，1996）等采用特征价格法，计算在抑郁症急性期治疗的价格指数[58]。保利（Pauly，1998）提出使用医疗保险价格作为医疗保健价格指数的基础[59]。卡特勒（Cutler）比较了权重保持不变与每年重新加权的价格指数计算结果，发现每年重新确定权重对价格指数的影响更大。① 倖（Chun，2000）认为，当前医疗保健价格指数是通过衡量提供最终医疗保健服务的主要输入因素的价格变化而构建的，并且医学价格指数的构建将与诊断相关的医学作为输出服务，但由于美国医疗保健市场变化十分迅速，医疗

① Cutler，D M，Mc Clellan M B，Newhouse J P，et al. Are medical prices declining? Evidence from heart attack treatments［J］. Quarterly Journal of Economics，1998a，113（4）：991 – 1024.

价格指数难以准确衡量[60]。20 世纪 60 年代，不断有学者指出，价格指数低估了医疗价格通胀[61-62]，以及当新的医疗商品和服务迅速引入，但是价格指数权重的调整并不是很及时时[63-64]，价格指数通常会错过成本减少最快的时期，医疗价格指数测算应及时改进[65-67]。

2.4 研究评述

综上所述，国内外相关研究为我国医疗服务价格治理提供了理论方法借鉴，但在省域医疗服务项目定价和价格指数测算理论和实证层面均需进一步加强。

第一，定价理论模型设计与实证分析。医疗服务项目技术劳务价值如何在模型中得到充分体现？如何构建一个既符合医疗服务项目定价的一般理论基础，又顺应国家价格改革政策导向的项目定价一般理论模型？如何通过典型项目定价实证分析，进一步检验定价理论模型的稳定性和科学性的同时，又提高模型的实际可操作性？

第二，省域医疗服务价格指数测算理论模型设计与实证分析。针对全国、单个城市和单个医院层级的医疗服务价格指数测算模型方法相关文献相对较多，但以省级统筹为对象的专门研究文献还鲜有所闻。尽管少数学者涉及了省域（比如，山东省）医疗服务价格总指数及结构性指数测算，但测算模型方法和《全国指数编制方法》完全一样，并没有考虑不同项目权重对医疗服务价格水平的影响[68]。为此，应进一步强化省域医疗服务价格指数测算模型设计。此外，尽管已有少数文献探讨了省域医疗服务价格指数实证分析，但仅直接依赖全省业务性收入等总体数据信息进行测算[40]，或仍基于单一公立医院价格项目结构设计权重，难以精准体现全省医疗服务开展实际，难免存有偏差[42]。当前正在施行的《全国指数编制方法》也存在篮子项目选择、项目权重确定等不适用于省域价格实际等问题。

3

我国公立医院医疗服务价格治理政策分析

3.1 我国医疗服务价格治理的历史沿革

1949 年，中华人民共和国成立后，我国公立医院医疗服务定价基本上遵循了按“成本定价—低于成本定价—双轨制定价—定价并轨—回归成本定价—多元定价”的政府定价历史轨迹。根据不同历史时期医疗服务价格管理的特点，大致可以分为以下几个阶段。

第一个阶段：1949 ~ 1957 年。新成立的中央政府通过“一化三改造”，初步建立起了社会主义制度。在卫生事业管理上，把医疗卫生事业确立为公益性和福利性事业。除了对预防保健服务免费外，对职工实行公费医疗和劳保医疗制度。公立医院管理上，1953 年，对公立医院的补偿定为“以收抵支、差额补助”；1954 年调整为以床位计算补助的“全额管理、定额补助”。此时，财政不再全部兜底，为维持医院运转，1954 年出台了药品加成政策，规定县级以上的医疗机构在销售药品时，在实际购进价格的基础上加成比例为“西药不超过 15%，中成药不超过 16%，中草药不超过 29%”，这为后来的以药养医埋下了伏笔。但是当时实行的是高度集中的计划经济体制，国家严格管控物价，因此虽然医院收费标准较低，但人员工资和医疗物资消耗也较低，加上政府财政补贴，医院基本上能够收支平衡，并维持简单的再生产。同时，国家对公立医院政治要求高、管控力度强，药品加成也并没有导致药品处方泛滥。

此阶段定价主体为政府，充分体现了公立医院医疗服务公益性，政府物价部门高度管控医疗服务价格，全国上下一盘棋；定价的主要依据为政府管理需要和服务项目成本，尚无技术劳务价值的概念；由于定价机制僵化、刻板，价格杠杆作用无法发挥，定价本身并没有对医院和患者产生激励作用。同时，财政资金匮乏直接导致政府对医院软硬件设施设备长期缺乏投资，公立医院医疗服务供给能力较弱。

第二个阶段：1958～1979 年。1958 年是我国医疗服务价格管理政策的一个转折点。为充分显示社会主义制度的优越性，片面强调老百姓就医的获得感，政府分别在 1958 年、1960 年和 1972 年 3 次大幅降低收费标准，使得 1979 年的医疗服务价格水平与 1950 年相比，下降了 82%，政府确定的医疗服务价格已经远低于实际医疗服务成本。医院收费标准的大幅度降低，虽然极大程度体现了公立医院医疗服务的公益性甚至福利性，但是由于公立医院医疗服务成本并没有随之降低，经营亏损反而不断增加。当1960年确定县级以上医院实行“全额管理、定向补助”，即国家按照医院编制人数补助全部工资+附加工资3%（简称“包工资”）后，政府财政补贴的负担急剧增加，使本已不堪重负的财政资金更加捉襟见肘。政府虽然在政策上大包大揽，但在全国财政资金总体紧张下，实际补贴资金并不多。即便医院可以通过药品加成获取一定收入，但公立医院仍然普遍收不抵支，亏损严重。

从定价主体来看，此阶段政府对医疗服务价格实行高度管控，医疗物资统一计划供应，公立医院对制定医疗服务价格没有话语权。从定价影响因素来看，政府主要考虑了卫生事业的福利性和公益性以及患者可接受程度。医院医护人员工资按国家规定执行。由于国家整体物价较低且高度管控，加上当时政治运动频繁，全国上下一盘棋，医护人员没有也不敢逐利，因此也就谈不上医疗服务价格如何体现劳务技术价值的问题。从定价效果来看，过低的定价，导致公立医院和医务人员积极性不高，缺医少药现象仍然十分突出。

第三个阶段：1980~1996年。改革开放以后，国家确立了改革开放的战略，提出：“医疗卫生事业也要按经济规律办事。”全面打破“平均主义”“大锅饭”的收入分配方式，极大程度调动医务人员的积极性。1981年2月，国务院批转《卫生部关于解决医院赔本问题的报告》提出“两种收费标准”：对公费医疗和劳保医疗实行按不包括工资的成本收费，门诊挂号费职工个人除按现行标准交费外，超过部分分别由公费医疗和劳保医疗报销；对城镇居民和农民的收费标准不变。到1992年，价格双轨制取消，自费病人的医疗收费标准与公费劳保医疗病人的收费标准并轨。

随着国家社会主义市场经济的确立和快速发展，政府把有限的资源优先运用到发展经济上，虽然政府财政对公立医院补助的绝对金额逐年增长，但是财政投入占公立医院收入比重逐渐下降，公立医院的运行不得不依靠服务收入弥补。20 世纪 90 年代，政府开始了医疗服务价格改革。依据渐进式改革的思路，实行“老项目老价格”“新项目新价格”，即挂号费、护理费、手术费等既有医疗服务项目价格不动或者调价幅度很小；新药、新材料、新大型设备、新技术等新项目，给予较高价格，用于弥补医疗服务部分的财务赤字。这一时期，由于纯医疗业务亏损，大型设备检查盈利水平高，药品耗材允许加成，且政府补偿不足，从制度上扭曲了利益激励机制，导致了公立医院和医生的逐利行为，“大处方”“滥检查”“多开单多提成”等乱象开始泛滥，这种以药养医政策加剧了“看病难、看病贵”问题并广受诟病。

此阶段公立医院受到市场经济体制改革的冲击非常明显，医院逐利行为逐渐加剧，公立医院部分丧失了公益性并一度成为举国关注的问题，百姓对公立医院抱怨颇多。与社会其他行业市场化改革相比，公立医院自身改革步伐缓慢，困难重重，要素市场逐渐放开导致医疗服务成本急剧攀升，政府面临两难。控制医疗服务价格，亏损部分财政无力补偿；放开或提高医疗服务价格又担心加重百姓疾病经济负担。最终政府选择了控制医疗服务价格，医院和医生选择了利用药品加成收入补偿亏损，实际形成了以药养医的局面。

从定价主体来看，政府在放开医疗服务要素市场的同时仍然控制着终端价格。从定价因素来看，政府开始考虑定价的合理性和医院运行的可持续性，但是限于政府财政原因，最终实施的力度有限，所导致的结果是以药养医机制逐渐形成。

第四个阶段：1997～2008 年。1997 年 1 月印发的《中共中央、国务院关于卫生改革与发展的决定》是中华人民共和国历史上首个以中央名义发布的“最高规格”的医疗卫生制度改革文件。该文件提出：完善政府对卫生服务价格的管理；要区别卫生服务性质，实行不同的作价原则；基本医疗服务按照扣除财政经常性补助的成本定价，非基本医疗服务按照略高于成本定价，供自愿选择的特需服务价格由市场定价；不同级别的医疗机构收费标准要适当拉开，引导患者合理分流；增设并提高技术劳务收费项目和收费标准，降低大型设备检查治疗项目过高的收费标准；建立能适应物价变动的卫生服务价格调整机制及有效的管理和监督制度；适当下放卫生服务价格管理权限；各级政府要把卫生服务价格改革纳入计划，分步实施，争取在二三年内解决当前存在的卫生服务价格不合理问题。

2000 年 2 月，国务院办公厅转发的《国务院体改办等部门关于城镇医药卫生体制改革指导意见的通知》提出将医疗机构分为非营利性和营利性两类进行管理。政府举办的非营利性医疗机构由同级财政给予合理补助，并按扣除财政补助和药品差价收入后的成本制定医疗服务价格；其他非营利性医疗机构不享受政府补助，医疗服务价格执行政府指导价。对非营利性医疗机构的收入实行总量控制，结构调整。在总量控制幅度内，综合考虑医疗成本、财政补助和药品收入等因素。调整不合理的医疗服务价格，体现医务人员的技术劳务价值。增设或调整诊疗费、护理费、挂号费；适当提高手术费、床位费等；降低过高的大型医疗设备检查费；适度放宽特需医疗服务价格。要拉开不同级别医疗机构的医疗服务价格档次，引导患者合理分流。在调整医疗服务价格时，要考虑社区卫生服务组织的特点，并适当提高中医、民族医的技术服务价格，促进社区卫生服务组织和中医、民族医的发展。

2000 年 7 月 20 日发布的《关于改革医疗服务价格管理的意见》则进一步放宽了政府价格管理。该政策提出：对医疗服务价格实行政府指导价和市场调节价，取消政府定价。对非营利性医疗机构提供的医疗服务实行政府指导价，医疗机构按照价格主管部门制定的基准价并在其浮动幅度范围内确定本单位的实际医疗服务价格。对营利性医疗机构提供的医疗服务实行市场调节价。同时提出引入市场竞争，适当拉开不同等级医疗机构差价，以引导患者选择医疗机构和医生。

2001 年，国家计划委员会、卫生部、国家中医药管理局联合印发《全国医疗服务价格项目规范（试行 2001 版)》，首次统一了全国医疗服务价格项目的名称和编码，形成可以收费的医疗服务价格项目 3966 项。2006 年 10 月 ~2007 年 6 月，国家相关部委梳理医疗机构的医疗服务操作项目（诊疗项目)，新增价格项目 204 项，修订价格项目 141 项，同步颁布《全国医疗服务价格项目规范（2007 版)》，形成可以收费的医疗服务价格项目 4170 项。

2006年5月出台的《关于进一步整顿药品和医疗服务市场价格秩序的意见的通知》提出：合理调整医疗服务价格。在降低药品价格和医院加价率的基础上，继续适当提高体现医务人员技术和劳务价值的医疗服务价格，降低医用设备检查治疗收费标准。

这一时期国家通过市场化手段成功解决了国有企业低效率问题，因此卫生系统也尝试着借鉴国企改革的成功经验，通过市场化手段、放权让利、引入竞争机制、产权改革等化解卫生服务市场的供需矛盾和医疗机构逐利性与百姓获得性之间的矛盾。虽然最终效果并不突出，也并没有从根本上遏制医疗机构和医生的逐利动机，“看病难、看病贵”的问题仍然十分突出，但是在改革方向上进行了有益的探索，并最终发现市场化的道路并不适合具有特殊性的中国医疗服务行业。可喜的是政府终于开始关注医疗服务价格的合理性，初步提出提高劳务技术价格，降低检查类项目价格，迈出了扭转以药养医机制、理顺医疗服务价格的第一步。

从定价主体看，政府尝试通过引入市场机制，大力发挥市场这只“看不见的手”在资源配置中的作用，达到增加供给和提升医疗资源配置效率的目的，彻底改变了以往局限于单一定价主体的片面认知和政策制定，是一次大胆的政策尝试。

从定价因素来看，统一了项目编码和内涵等，规范了医疗服务项目管理，为项目成本构成等定价因素确定提供了前提条件。尽管总体效果未能尽如人意，尤其是公立医院公益性下降广受社会诟病，但为我国后续新一轮医疗服务价格改革提供了政策努力方向。

3.2 新医改以来我国医疗服务价格治理政策

2009 年 3 月 17 日，具有划时代意义的文件《中共中央、国务院关于深化医药卫生体制改革的意见》正式发布。文件重新强化了政府责任和投入、再次强调了公立医院公益性，从而标志着之前过于依赖市场机制医改政策的结束，我国医改进入了新时期（一般称为“新医改”）。在医疗服务价格管理上，划分了中央政府和省或市级价格主管部门在价格管理上的职责并初步提出了医疗服务定价的基本原则：基本医疗服务价格按照扣除财政补助的服务成本制定，体现医疗服务合理成本和技术劳务价值。

2009 年 11 月出台的《改革药品和医疗服务价格形成机制的意见》则对医疗服务价格制定提出了非常具体的要求：进一步理顺医疗服务比价关系。在规范医疗服务价格项目的基础上，适当提高临床诊疗、护理、手术以及其他体现医务人员技术劳务价值的医疗服务价格。逐步改革医疗服务以项目为主的定价方式，积极探索有利于控制费用、公开透明、方便操作的医疗服务定价方式。政府制定基本医疗服务价格，要在合理补偿医疗机构成本基础上，按照扣除财政补助、医疗机构销售药品和医疗器械（耗材）差价收益核定。

基于 2009 年新医改精神和破除以药养医呼声，政府在 2012 年开启了取消公立医院药品加成并同步调整医疗服务价格工作。这项工作从县级公立医院开始试点，至省市直管公立医院结束。

截至 2017 年 9 月 9 日，我国所有城市取消了药品加成，延续了 60 多年的药品加成政策从制度上得以终结。这一时期政府陆续出台了一系列综合改革文件，包括《关于县级公立医院综合改革试点意见的通知》《关于推进县级公立医院医药价格改革工作的通知》《国务院办公厅关于全面推开县级公立医院综合改革的实施意见》《国务院办公厅关于城市公立医院综合改革试点的指导意见》《中共中央、国务院关于推进价格机制改革的若干意见》《关于印发推进医疗服务价格改革意见的通知》《国家发展改革委办公厅关于贯彻落实推进医疗服务价格改革意见的通知》《国家发展改革委关于全面深化价格机制改革的意见》等。按照“总量控制、结构调整”的原则，公立医院在全面取消药品加成后，通过合理调整医疗服务价格和增加政府投入弥补因取消公立医院药品加成所造成的收入损失。从实践来看，70% ~80% 的收入损失由调整医疗服务价格补偿，10% ~20% 的收入损失由政府补偿，部分地方提出 10% 由公立医院自身消化。总的来说，通过这一时期的改革，公立医院基本实现了平稳过渡、收支平衡。

从医疗服务定价的角度，这一时期除了强调“总量控制、结构调整”原则，顺利实现收入平移外，在价格制定上主要基于成本定价，在 2015 年提出“建立以成本和收入结构变化为基础的价格动态调整机制”，开启了价格动态调整步伐。逐渐强调技术劳务价值在医疗服务价格制定中的重要性，同步出台了国家版医疗服务项目内涵、人力耗费、技术难度系数和风险程度标准，这给价格调整的标准化、可比化提供了统一的参考。在定价方式上，由政府定价改为政府指导价，公立医院被允许在政府指导价之下自主定价。

此阶段的另一个重要政策是2012年，国家发展和改革委员会（以下简称“国家发展改革委”）、卫生部、国家中医药管理局联合印发《全国医疗服务价格项目规范（2012版）》，形成了可以收费的医疗服务价格项目9360项。《全国医疗服务价格项目规范（2012版）》相比较2001版，在诊疗项目上做了较大程度细化，涵盖了更多的新项目。截至2021年8月底，全国医疗服务价格项目13612项，其中国家代码7884项、地方临时代码5728项。具体而言：综合医疗服务类项目，国家代码202项、地方临时代码367项；医技诊疗类项目，国家代码1984项、地方临时代码2051项；临床诊疗类项目，国家代码5389项、地方临时代码2370项；中医及民族医诊疗类项目，国家代码287项、地方临时代码920项。

在完成了取消药品加成并调整医疗服务价格后，医疗服务价格进入了动态调整、精细化调整阶段。2020年2月，中共中央、国务院印发《关于深化医疗保障制度改革的意见》，提出：完善医疗服务项目准入制度，加快审核新增医疗服务价格项目，建立价格科学确定、动态调整机制，持续优化医疗服务价格结构。2021年8月，国家医疗保障局（以下简称“国家医保局”）、国家卫生健康委员会（以下简称“卫生健康委”）、国家发展改革委、财政部、人力资源和社会保障部、市场监督管理总局（以下简称“市场监管总局”）、国家中医药管理局、国家药品监督管理局（以下简称“国家药监局”）联合印发《深化医疗服务价格改革试点方案》，提出：坚持以人民健康为中心、以临床价值为导向、以医疗事业发展规律为遵循，建立健全适应经济社会发展、更好发挥政府作用、医疗机构充分参与、体现技术劳务价值的医疗服务价格形成机制。并启动了赣州、苏州、厦门、唐山、乐山 5 个城市的试点工作，医疗服务价格改革进入了新的阶段。

总体而言，国家对医疗服务价格的管理逐渐从粗放走向精细化，从武断式定价走向多元定价，从集权式定价走向分散化指导定价，从单一的指令性定价到尝试引入市场机制或者市场元素定价，实践中价格体系更加健全和完善，定价思路更加清晰，基于价值的定价方法也正在探索之中。从近些年定价核心影响因素来看，平均成本始终是定价的中心，从理论上讲这并没有问题。因为根据马克思主义劳动价值理论，商品的价值取决于生产商品所需要的社会必要劳动时间，而社会必要劳动时间就是全行业平均生产时间。如果扣除物质资料的转移，活劳动部分的平均劳动时间就是社会必要劳动时间，再乘以工资率，即可得到平均生产成本。但是公立医院有特殊性，公立医院中医生没有降低成本的激励动机，患者希望降低费用但是又无能为力，医院即便希望控制成本，但由于处方权分散在各科室医生手中，加上事业单位性质、相对僵化的管理体制，公立医院管理层往往有心无力，因此公立医院的运营成本始终居高不下，医疗服务项目定价也只能被动调整。

从定价主体看，一是原有政府统一定价逐步转变为政府定价、政府指导价、市场调节价多种方式，政府逐渐放开了定价的范围和强度。二是随着国家医疗保障局（以下简称“国家医保局”）的成立，原来归属于国家发展和改革委员会的医疗服务价格管理职能划归国家医保局，定价主体相对应地从国家发展改革委转移到国家医保局。从定价影响因素来看，政府政策先后提出了医疗服务成本、医保基金可持续、公立医院平稳运行、百姓可接受、公立医院收入结构、药占比、地方经济发展、一般物价水平、医务人员收入占比等多种因素。从定价效果来看，在政府定价为主导的同时，引入了较多市场因素，形成了多层次、多样化的价格体系，定价合理性已有较大提高。

3.3 当前我国医疗服务价格治理困境

第一，医疗服务价格制定和调整政策中的方向选择矛盾。

在普通商品市场，商品价格的形成是基于买卖双方对标的物价值评估基础上的讨价还价决定，并受到商品市场供给和市场需求的影响。市场均衡价格的形成不仅能够达到市场出清，而且能够满足买卖方既有资金约束下的效用最大化，达到帕累托最优状态，从而被认为最具有经济效率。由于 20 世纪 90 年代中国国有企业改革过程中，通过放开价格管制、股份制改造、破产重组、私有化等手段，把企业推向市场，通过市场的优胜劣汰促进了国有企业效率的极大提升。因此，在公立医院改革的过程中，政府也希望借鉴国企改革的成功经验，在具体业务领域引入市场机制，形成良性竞争格局，在达到市场出清的同时建立起供需均衡的卫生服务市场，比如 21 世纪初期的公立医院私有化浪潮、公立医院政府定价改为政府指导价、非公立医院医疗服务价格实行市场调节价、放开特需医疗服务价格。然而，由于公立医院公益性、医生利益的私人性、治疗契约的非完备性、信息高度不对称、天赋医权等医疗服务的特殊性，医疗服务市场化遭受了广泛的争议，甚至在学术界也多次爆发针锋相对的激烈争论。支持者认为市场化能够更有效率、更好满足患者需求，增强患者体验感。反对者则认为医疗服务市场具有特殊性，引入市场机制会导致医疗高科技竞赛和极大地促进医生诱导需求，政府管控能够更好地实现公平、普惠、合理的医疗卫生服务，而且通过改善卫生机构的组织管理，同样能够实现高效率。也有人提出第三条路线，即市场与计划相结合，既利用市场的优点，也利用了计划的优点，然而在医疗服务市场上，也可能形成市场的缺点和计划的缺点的坏与坏的结合，比如在公立医院市场机制引入上，有人认为市场化过度导致了公立医院“大处方滥检查”“多开药开高价药拿回扣”问题，也有人认为这是市场化不足所导致。

由于学界的争议，对于在卫生服务市场中是否引入市场机制及多大程度上引入市场机制，政府政策容易出现反复摇摆和畏首畏尾、裹足不前的情况。价格是市场中最灵敏的信号，医疗服务价格的制定和调整就显得尤为重要。政府既不能够完全放开医疗服务价格，让医疗服务市场充分竞争，又希望借助市场的力量促进竞争以提高效率，这使得医疗服务价格制定和调整面临着方向选择困难。

第二，精细化定价方法的科学性和依据不足。

市场化条件下商品最终价格取决于交易双方基于交易对象价值评估后的讨价还价博弈。然而，基于医疗卫生的行业特殊性

(供方主导、契约非完备性、信息不对称、垄断、个体异质性等)，医疗服务政府定价效果优于单纯的市场定价。如果能够在政府定价的基础上引入市场化因素，形成价格联动机制，可能是一种更优的定价机制。但是政府制定医疗服务价格仍然面临着一系列难题：如何构建价格联动机制？挑选哪些定价因素既科学合理又有效可行？从近二十年政府出台的文件来看，从最初的单一的基于成本定价到基于成本和收入结构再到成本、医务人员劳务技术价值、公立医院收入结构、患者承受能力、宏观经济发展状况、服务层级等多元化定价，定价考虑的因素有所增加，在定价的合理性和科学性方面取得了长足的进步，如表 3 - 1 所示。

表 3 - 1　不同时期文件对医疗服务价格治理依据的表述[72-89]

年份	文件名	治理依据
1997	关于卫生改革与发展的决定	基本医疗服务按照扣除财政经常性补助的成本定价，非基本医疗服务按照略高于成本定价
2000	关于城镇医药卫生体制改革指导意见	综合考虑医疗成本、财政补助和药品收入等因素。调整不合理的医疗服务价格
2000	关于改革医疗服务价格管理的意见	依据医疗服务的社会平均成本，并结合市场供求状况及政府考虑的其他因素制定和调整
2006	关于进一步整顿药品和医疗服务市场价格秩序的意见	在降低药品价格和医院加价率的基础上，继续适当提高体现医务人员技术和劳务价值的医疗服务价格
2009	关于深化医药卫生体制改革的意见	基本医疗服务价格按照扣除财政补助的服务成本制定，体现医疗服务合理成本和技术劳务价值
2009	改革药品和医疗服务价格形成机制的意见	基本医疗服务价格要按照“合理补偿成本、兼顾群众和基本医疗保障承受能力”的原则核定。制定基本医疗服务价格所依据的合理成本

续表

年份	文件名	治理依据
2010	关于公立医院改革试点的指导意见	在成本核算的基础上，合理确定医疗技术服务价格
2012	关于推进县级公立医院医药价格改革工作的通知	各地可探索在合理确定次均门诊、住院费用、年诊疗人次数量等指标的前提下，由医疗机构自主调整医疗服务价格项目比价关系
2012	关于县级公立医院综合改革试点意见的通知	合理提高中医和体现医务人员技术劳务价值的诊疗、护理、手术等项目价格。改革医疗服务以项目为主的定价方式
2015	关于城市公立医院综合改革试点的指导意见	建立以成本和收入结构变化为基础的价格动态调整机制
2015	关于全面推开县级公立医院综合改革的实施意见	建立以成本和收入结构变化为基础的价格动态调整机制
2015	关于推进价格机制改革的若干意见	建立以成本和收入结构变化为基础的价格动态调整机制
2016	推进医疗服务价格改革的意见	利益相关方谈判形成价格；扩大按病种、按服务单元收费范围
2016	关于贯彻落实推进医疗服务价格改革意见的通知	建立多种形式并存的定价方式
2017	关于全面深化价格机制改革的意见	扩大按病种、按服务单元收费范围和数量
2020	关于深化医疗保障制度改革的意见	建立价格科学确定、动态调整机制，持续优化医疗服务价格结构
2021	关于印发深化医药卫生体制改革 2021 年重点工作任务的通知	建立健全灵敏有度的价格动态调整机制，定期开展调价评估，提高体现技术劳务价值的医疗服务价格
2021	深化医疗服务价格改革试点方案	对公立医疗机构医疗服务价格调整总量实行宏观管理；制定通用型医疗服务政府指导价的统一基准；公立医疗机构在成本核算基础上按规则提出价格建议

虽然多元化、精细化定价取得了一定的成就，但是现行定价的科学性、合理性和定价依据仍然不足。主要原因如下：其一，现行定价项目数量多。《全国医疗服务价格项目规范（2012 版）》设有 9360 项，加上各地增补的项目，总体定价项目数量非常庞大。A 省实际运行的项目也有 6000 多项。其二，各地项目内涵不完全一致，计价标准有差异。比如杵针项目，有些省市以“次”为单位进行价格测算，而有些省市则以“穴位”计价，计价单位不同。其三，公立医院内部结构复杂，不同等级医院间、综合医院与专科医院间、不同专科医院间、不同地域间公立医院在管理水平、规模、发展基础、技术积累和收入结构等方面均存在较大差异，要制定出合理、科学的精细化均衡价格，基础数据多、质量要求高、难度相当大。

较多文件提出以成本和收入结构变化为基础建立价格动态调整机制，但从实践来看这不尽合理：首先，在现行公立医院扭曲的市场机制下，由于政府对公立医院管控较多，公立医院没有建立起合理有效的法人治理结构，交易成本高企，事业单位性质亦会阻碍其内部管理效率的提升。在追求财务盈亏平衡的大前提下，部分公立医院即便希望通过节约成本、提高效率来增加收益、提高职工待遇，也会因政府工资总额限制而无法实施。如果以医院现有成本为基础建立调价机制，容易低估劳务技术成本（低工资），又会高估物耗成本（高药价和高耗材价格）。如果政策明确以成本为基础调整价格，公立医院就会有增加成本从而提高价格的激励。其次，收入结构变化可以用于事后评估，但不宜作为事前调价基础。因为在信息不对称的情况下，公立医院和医生拥有足够的能力和经济激励去规避监管，比如，通过增加检查和治疗、耗材收入，做大分母，从而降低药占比，也可以通过有意识地外流部分处方以降低药占比。但这并没有真正降低患者疾病经济负担。

第三，政府价格调整政策目标与结果不一致。

政府希望通过价格经济杠杆建立起针对公立医院和医生的激励约束机制，但是公立医院内部运行中实施的却是另外一套激励机制，导致价格指挥棒作用无法发挥，政府政策调整目标难以达成。比如政府将耗材打包在价格项目内进行收费，初衷是希望医院在总额控制下，如果希望获得更多的剩余，必然要主动压缩医用耗材成本。然而，公立医院内部却是另外一套激励体系，医生在医院根据工作量或者业务收入拿工资，通过耗材代理商拿回扣，减少耗材用量和成本节省下来的资金并不能流入医生的口袋，而是归属于医院，因此拥有处方权的医生并没有动力压缩医用耗材的成本，反而有动力推高医用耗材成本，形成了对项目成本构成中劳务技术价值的挤压，进一步扭曲了医疗服务价格的激励机制。因此，现有的医疗服务价格又重新把耗材成本从医疗服务项目内涵中剔除了出去。

同样的道理，政府在医疗服务项目价格制定和动态调整中即便充分考虑技术劳务价值、风险溢价，也可能成为推高医疗服务价格的因素，而无法将技术劳务价值部分直接落实为医生收入，因为现行医院薪酬体系下的医生收入仍旧是依据其总业务量和质量以工资形式发放，换言之，医生仍然需要为医院与个人挣取收入。

第四，基于价值的定价目前尚无法为决策提供直接可操作性依据。

价值医疗是当前发达国家特别是美国医疗卫生界的热门话题。与传统医学主要关注医师诊疗过程中的资源消耗不同，价值医疗以患者价值为中心，主要关注服务质量的提升和治疗成本的控制。到目前为止，尚没有价值医疗的标准定义，但一般认为价值医疗就是以一定的成本获得最佳医疗效果，即价值＝疗效/成本。这里的疗效包括三个方面：一是患者诊疗后健康状况预后，即疾病的发展、改善程度；二是患者生活质量的改善；三是患者就诊过程中的自我体验。通过借鉴药物经济学评估方法，计算出花费单位货币的诊疗措施所能够带来的价值，改变了过去单纯依靠供给方成本和运营状况定价的传统，从而为医疗服务价格调整提供一种新思路。从经济学的角度来讲，均衡价格理应由供方和需方共同决定。

虽然从疾病治疗本身来看，价值医疗具有较好的前景，但就目前来看，直接以治疗价值作为医疗服务项目的定价依据有一定的难度，主要的难点在于疾病治疗方法、结果、影响因素等的个体性差异。目前对于价值评估的方法差异大、标准化程度低、实际应有价值有限。为此，探寻一种科学、合理的疾病治疗效果量化评估方法将是未来研究重点。

3.4 医疗服务价格治理未来努力方向

第一，在政府定价基础上引入更多市场化因素。

基于卫生行业的特殊性，如果全面放开价格管制，由市场自主定价，则可能既不公平也没有效率，在极度繁荣卫生产业的同时，推高患者疾病经济负担、恶化医患关系甚至引起百姓的集体不满，因此，未来我国公立医院医疗服务价格的制定仍然会以政府定价或政府指导价为主。

政府定价也并不意味着排除市场因素，相反，在将来的政府定价中，将更多考虑市场供需、成本、经济发展状况、一般物价等市场化因素。最理想模式是建立起像油价联动那样政府定价市场联动的机制，兼顾了政府定价调控的主动性、可操作性和市场化因素的灵活性、波动性。

第二，多方发力，提高治理成效。

不仅要从单一医疗服务项目定价，而且要从总体医疗服务价格水平测算出发，提高价格治理综合成效；不仅要从最初定价发力，而且要着眼于后续的价格动态调整；不仅要充分发挥政府管制的主体作用，而且要发挥医疗服务供方、需方和全社会的积极性，共同赋能医疗服务价格治理能力和体系现代化建设，推动医疗保障事业高质量发展。

4

医疗服务政府定价理论模型设计

4.1 基于机会成本的医疗服务政府定价理论基础

4.1.1 市场失灵理论[91]

第一，市场失灵内涵。完全竞争市场经济在一系列假设条件下，可以实现经济体系的一般均衡，同时，资源配置处于帕累托有效率状态。但是，在现实经济体系中，帕累托有效率状态并不一定能实现。在很多场合资源配置不能达到最优，此所谓“市场失灵”，即“看不见的手”并不总能实现资源最优配置。广义上的市场失灵，还包括社会收入的不平等，即出现所谓的富裕社会的贫困现象。

第二，市场失灵影响因素。垄断、外部性、公共物品和公共资源、信息不完全和不对称，是导致市场失灵的四大主要因素。垄断企业通过控制产量从而控制市场价格，一般导致较小市场均衡数量和更高均衡价格（与完全竞争市场相比）。因个人成本收益与社会成本收益不一致，即外部性将导致生产和消费的最佳数量偏离社会最优点，从而带来社会福利损失。公共物品的非竞争性和非排他性特征，导致广泛的“搭便车”和“公地悲剧”，降低了社会福利水平。代理人运用自身信息优势获取信息租金侵害了委托人的利益。

第三，市场失灵与定价主体选择。市场失灵降低了社会福利水平，为政府干预市场提供了理论依据。定价主体选择由此市场定价转为政府定价。现实市场一般难以满足完全经济市场的苛刻条件，这为政府干预市场提供了广泛的可能性。但政府定价也有成本。为此，应充分发挥市场在资源配置中的决定性作用，同时更好地发挥政府的作用，正确处理和协同“看不见的手”和“看得见的手”二者之间的关系，才是正确应对市场失灵的定价主体选择。医疗服务市场存在广泛的信息不对称，医疗服务具有消费的正外部性，这样，单纯市场机制必定带来医疗资源配置效率低下，导致市场失灵，这也为医疗服务政府定价提供了理论依据。

4.1.2 信息不对称理论[92]

第一，信息不对称。现代微观经济学基础理论通常假设被分析的市场是完全信息的。在完全信息的基础上，所有决策者（即所有的消费者和生产者）对这个市场上任何可及的产品或服务的价格和质量信息都拥有完全的信息。买方也会和卖方一样了解产品。显然，在现实世界中，信息总是不完全的。卖方相对于买方具有信息优势，他们之间存在信息不对称，从而导致最终均衡偏离了社会最优数量和价格水平，带来了社会福利损失。

第二，信息不对称与社会医疗险制度安排。信息不对称会带来社会福利损失，表现为逆向选择和道德风险。医疗保险市场存有广泛的信息不对称。政府通过缴纳税收并强制全体社会成员加入的社会医疗保险制度设计，有效解决了事前信息不对称带来的投保人逆向选择问题。政府主导和强制信息披露等，有利于有效规避事后信息不对称带来的失德行为，即道德风险。为此，包括医疗服务政府定价在内的医疗保险制度安排，就显得科学合理。

4.1.3 委托代理理论[93]

第一，委托代理理论。经济学只要委托人（例如，某个患者）将决策权委托给另一方代理时，就形成了一个代理关系。在医生患者关系中，患者（委托人）将权利授予医生（代理人），后者在很多情况下也是被推荐的服务提供者。权利委托的动机在于委托人认识到他们大多数合理的决定相对而言知之不多，而解决这种低效率的最好方法就是找一个了解情况的代理人。因此，信息非对称和代理关系密切相关。代理人作为理性人，将可能利用自身信息优势谋利，从而偏离委托人利益最大化目标，比如供方诱导需求等问题，这就是代理问题。

第二，代理问题解决与定价因素选择。首先，为了确保代理人成功地完成代理任务，委托人提供给代理人的效用水平至少不能低于后者不参与契约关系时的水平。即定价契约设计时必须满足供方的参与约束。一般将代理人未参与契约时的效用水平设为零，则参与约束可以表示为代理人接受代理契约获得的效用最少不能小于零。为此，在医疗服务项目定价因素选择时，医方必须不能亏损，即其耗费的所有资源都应获得合理的补偿，否则其将不接受契约（退出医疗服务市场），造成医疗资源浪费。这样，供方资源耗费种类（包括人力资源和非人力资源）和数量，理应成为政府定价首要考量的关键因素之一。其次，作为委托人，政府定价的目标是追求社会福利最大化，所以，患者感受和医疗价值也应成为定价关键因素。

4.1.4　机会成本理论[94]

第一，机会成本内涵。经济学中成本分析目的在于考察生产者的决策，并进而分析资源配置结果与效率，重在衡量稀缺资源配置于不同用途上的代价，这涉及使用一项资源或作出一项选择放弃掉的机会，即机会成本。具体来说，机会成本指某项资源用于一种特定用途而不得不放弃掉的其他机会所带来的成本，通常由这项资源在其他用途中所能得到的最高收入来加以衡量。特别地，一个医生在某家医院工作，就不得不放弃在其他医院工作的机会和获取相应工作报酬。因此，经济学中将企业或资源在完全竞争的长期环境中所能获得的利润称为正常利润，并将它视为机会成本的一部分。此外，通常人们是厌恶风险的，承担风险就需要一定的报酬，以抵消对这种风险的厌恶。所以，承担风险的补偿，也应纳入机会成本之中。为此，医疗服务项目风险系数和技术难度系数理应成为纳入政府定价因素一并加以考量。

第二，机会成本、经济利润与市场均衡价格。基于机会成本的企业生产成本，可分为显性成本和隐性成本两部分。其中显性成本就是通常所说的会计成本，而隐性成本就是机会成本。经济学中的经济利润等于收益与经济成本的差额，也等于会计利润加上机会成本。当经济利润等于零时，说明企业耗费的所有资源都获得了一个合理的报酬（包括正常会计利润）。完全竞争市场下，企业实现长期均衡时，市场均衡价格正好等于企业平均成本，此时完全竞争企业的经济利润等于零，资源配置达到帕累托最优状态。这说明，为确保企业全部资源获得合理的补偿和正常的会计利润，实现资源配置帕累托有效，则完全竞争市场均衡价格理应成为政府定价的主要参照标准之一。

4.2 基于机会成本的医疗服务政府定价机理分析

4.2.1 政府定价困境[95]

尽管医疗服务（产品）同面包等私人物品一样，并不具有非竞争性和非排他性等公共产品特征，但医疗服务市场广泛存在的信息不对称、公立医院天然的主导和垄断地位、医疗服务（产品）本身的外部性，共同导致医疗服务市场“看不见的手”资源配置偏离了帕累托最优均衡，也为政府直接干预和定价提供了理论依据。政府定价一般采用基于平均成本定价和边际成本定价两种方法。前者可以确保企业不亏损，但价格高于社会边际成本，社会福利未达到最优水平。后者尽管满足了社会边际成本机会和边际收益相等条件，社会福利达到最优，但价格低于提供成本，企业处于亏损状态，将制约其可持续发展，导致长期供给不足。政府由此不得不在平均成本定价和边际成本定价之间反复调整权衡。我国计划经济年代实现的是边际成本定价，医疗服务价格较低，确保了人民就医需求，但医疗服务长期供给能力不足、医疗服务质量难以满足要求。20 世纪中期开始的按平均成本（主要为物耗成本）定价改革，尽管在一定程度上解决了医院长期投入不足等问题，但因历史成本信息不对称和反向激励，导致“医备竞赛”和“看病贵”等社会诟病。

4.2.2 机会成本与定价标准的统一

医疗服务市场存在广泛的信息不对称。医疗服务成本信息是代理人私人信息。不同医疗机构提供的成本千差万别，难以甄别真伪。基于历史成本的政府干预定价难以反映服务的真实成本，导致提供不同医疗服务获取的经济利润各不相同，进而产生医疗服务供方的自选择，即供方利用自身信息优势，为患者推荐、提供经济利润高的医疗服务。这将直接导致社会福利损失和资源配置低效，即所谓的“政府失灵”。机会成本理论将企业生产过程中不得不放弃的其他机会所带来的最高收益作为耗费的全部资源成本，能够真实反映资源配置效率。同时，由于放弃的其他机会很多，但放弃的最高收益（即放弃的最好选择）一般是唯一的，因而为统一企业生产成本标准提供了可能，也为政府定价标准的统一提供了方法工具，同时也为反映医疗服务真实成本价值、体现不同项目相对比价和消除供方自选择提供了现实应用可能。

4.2.3 机会成本与定价标准的确定

完全竞争市场下，企业长期经济利润等于零。此时，企业获得了合理的会计利润，耗费的所有资源都获得了合理回报。更为重要的是，此时，市场均衡价格等于企业长期最小平均成本，资源配置实现了帕累托最优。这为机会成本定价标准的合理区间确定提供了理论依据，即基于竞争性生产要素市场均衡价格进行政府定价，不仅符合机会成本理论，能够统一定价标准，消除供方自选择；同时企业耗费的资源获得了合理补偿，而且获得了正常利润，因而，定价标准确定不仅科学合理，而且有效可行。

综上，本书认为，运用机会成本理论，借鉴现有定价方法的优点，遵循“理论科学、操作简单”的定价方法，契合医疗服务成本构成特点和定价因素，分析供方资源耗费机会成本，并据此开展政府定价，不仅可以极大激发广大医疗服务工作者积极性，而且能够完善不同项目之间相对价值，校正不合理的医疗服务提供者“自选择”行为，提升医疗资源配置效率。

本书在区分了技术人力资源和非人力资源因素的基础上，分别采用社会平均工资率和政府集中招标采购价格作为资源耗费机会成本和计价基准，探索构建医疗服务项目定价模型，旨在充分利用政府定价和市场定价的各自优势，力求科学合理体现医疗服务技术劳务价值和不同项目的相对价值，确保供方耗费的资源得到合理补偿，最终实现包括患者感受在内的社会福利水平和医疗资源配置效率的提升目标。

4.3 医疗服务政府定价总体模型与子模型设计[96]

4.3.1 医疗服务定价模型要素

就整体设计思路而言，根据前述医疗服务价格机理分析，本书认为医疗服务价格要素包括基本要素与杠杆要素两部分。其中，基本因素可划分为与医疗服务供给相对应的技术人力资源消耗与物质资源消耗。技术难度、风险程度等作为杠杆要素，直接用于调整医务人员成本，体现技术劳务价值。现对定价模型所包含要素及其相应假设进行分类探讨。

(1) 基本因素。

直接基本人力及耗时。指医疗服务过程中所耗费的人力资源，同时也是医务人员劳务价值的货币体现，包括技术人力资源种类与数量。马克思的价值理论提出价值首先表现为一定量的劳动时间的凝结。因此，本书认为技术人力资源消耗应表现为一定劳动强度下某种类型人力资源定量的医疗服务劳动时间。

直接物质资源消耗。指医疗服务过程中所使用到的有形医疗物品，包括医疗服务过程中所需药品、试剂、耗材和设备等非人力资源统一纳入这一范畴下。

间接费用。项目开展过程中，除了直接的资源消耗外，还需要行政、后勤等提供日常配套支持服务，这也耗费了一定数量资源，进而形成间接资源耗费，通常用直接资源消耗的一定比例来衡量。

（2）杠杆要素。

技术难度与风险程度。《全国医疗服务项目规范（2012 版）工作手册》首次将技术难度与风险程度列为医疗服务项目的重要成本要素，为体现医务人员技术劳务价值提供了重要参考。技术难度是指医疗项目实施的复杂程度及医务人员实施该项目的困难程度；风险程度则是指该项目实施过程中对患者产生不良影响或并发症的可能程度。

技术风险系数权重。该权重用于调节技术难度与风险程度，形成最终的技术风险值。伴随医疗服务价格治理的不断深入发展，技术风险系数权重取值存在从无到有、从小到大的变化趋势，表明技术人力资源价值逐步得到重视。

4.3.2 医疗服务项目定价总体模型

（1）模型设计思路。

运用机会成本，契合医疗服务项目成本构成特点和 A 省项目价格改革趋势方向，将技术人力和非技术人力资源分类定价。技术人力资源定价按项目耗费的卫生行业在岗职工平均工资率一定倍数（一般为1～1.5倍）乘以项目耗费标准工时来计算，从而避免了不同医疗机构个体成本费用差异与技术人力一般价格制定的不当关联。项目非技术人力资源价格原则上用市场价格（采用我国当前集中带量采购价或中标价）与标准物耗数量乘积来表示，充分借鉴了市场定价方法的优点，能够更好地体现非技术人力资源价格标准。

（2）模型假设。

第一，假设在A省某统筹区域选取了某种医疗服务项目（以下简称“目标项目”）。第二，假设统筹区域目标项目的医疗服务质量一致，故执行同一价格。

（3）模型变量与定价公式。

$$P_{目标项目} = (H + M) \times (1 + \alpha) \quad (4-1)$$

其中：

$P_{目标项目}$为目标项目的统一价格；

H 为目标项目的直接技术人力资源价格；

M 为目标项目的直接非技术人力资源价格；

α 为目标项目间接费率。

4.3.3 医疗服务项目技术人力资源定价子模型

（1）模型设计思路。

为充分体现技术人力资源价值，将项目耗费的技术人力资源进一步细分，并分别用社会平均工资率不同倍数来体现其价值。同时，将医疗项目技术难度系数、风险程度系数纳入模型设计。

（2）模型假设。

第一，假设目标项目同时需要 N 种类型技术人力资源。第二，同一类型技术人力资源定价执行同一工资率标准。第三，假设存在某基准项目，并通过基准项目，可将医疗服务项目难度系数和风险程度系数相对值转换为技术人力资源绝对价值。

（3）模型变量与定价公式。

$$H = \sum_{j=1}^{N} \frac{W_j}{T}(Q_j \times t_j)\left(1 + \beta \frac{X \times Y}{\bar{X} \times \bar{Y}}\right) \tag{4-2}$$

其中：

W_j 为开展目标项目耗费第 j 种类型技术人力资源的工资率；

Q_j 为开展目标项目耗费第 j 种类型技术人力资源的数量；

t_j 为开展目标项目耗费第 j 种类型的技术人力资源工作时间；

T 为一年法定工作时间；

β 为技术风险权重调整；

X 为目标项目技术难度系数；

Y 为目标项目风险程度系数；

$\bar{X}$ 为基准项目技术难度系数；

$\bar{Y}$ 为基准项目风险程度系数。

4.3.4 医疗项目非技术人力资源定价子模型

（1）模型设计思路。

为充分发挥市场机制在医疗服务要素价格形成中的优势作

用，并考虑到A省集中带量采购范围和规模不断扩大，医疗服务项目耗费的不单独计价药品和卫生材料一般可以直接采用或参照同类药品材料中标（或采购）价。

（2）模型假设。

第一，假设开展目标项目同时需要耗费药品、低值易耗品等 q 种类型非技术人力资源，且这些资源都没有单独计价，只能通过项目定价得到补偿。第二，同一类型非技术人力资源执行统一的国家集采招标（或采购）价，从而避免与具体医院个体采购价格相关联。

（3）模型变量与定价公式。

$$M = \sum_{k=1}^{q} Z_k \times G_k \tag{4-3}$$

其中：

Z_k 为开展目标项目耗费的第 k 种非人力资源数量；

G_k 为国家集采招标第 k 种非技术人力资源的价格。

4.4 本章小结

本章的主要目的是优化完善我国医疗服务项目政府科学定价的理论模型。在全面阐释医疗服务政府定价的理论基础上，深入分析了政府定价机理，并主要采用机会成本理论，研制了基于机会成本的医疗服务定价理论模型。

本章提出的定价理论模型，包括一个总体模型和两个子模型。以统筹地区卫生行业社会平均工资率作为计价基准，构建了医疗服务项目技术人力资源耗费定价子模型；以地方政府集中招标采购价为计价基准，建构了医疗服务项目非技术人力资源耗费定价子模型。两个子模型是医疗服务项目直接耗费定价，加上间接费率，构成了医疗服务项目资源耗费定价总体模型。

基于机会成本的定价模型实现了政府定价和市场机制的有机融合，统一了不同医疗服务项目和不同机构同一项目定价标准，是医疗服务政府定价理论研究的系统集成，具有较高的理论创新价值。

5

医疗服务项目政府定价实证研究

以A省省本级统筹为例，通过包括调研表在内的实证分析方案设计、变量数据来源与收集、变量取值核定、三个典型医疗服务项目定价案例分析，进一步检验和校正基于机会成本的医疗服务项目定价理论模型。结果表明，基于机会成本的医疗服务项目定价理论模型科学合理，有效可行。

5.1 实证分析步骤

（1）实证分析方案设计。

一是调研方案设计。包括调研表设计、样本医疗机构选择设计和样本医疗服务项目选择设计。调研表设计主要考量医疗服务项目成本类别与数量；基于代表性和可行性，选择设计一定数量的代表性医疗机构；样本项目选择则以医疗机构已经提供但未统一定价、开展频数较大、具有一定社会影响的医疗服务项目为主。调研表格详见附表1：医疗服务项目成本测算明细。

二是定价模型方法选择设计[97-99]。定价模型方法多种多样，本书主要采用基于机会成本的定价方法，并结合实地调研和国家、地方有关医疗服务规范的系统化综合定价方法。

（2）变量数据来源与收集。

数据主要源于三个方面：一是调研数据。指通过发放调查问卷，从医疗机构实地调查收集的数据。二是面上数据。主要包括从A省各年度《A省统计年鉴》、地方政府统计局、医疗保障局官方网站等公开资料和平台查找所得的数据。三是政府颁发的文件资料。比如《全国医疗服务价格项目规范（2012版）》《全国医疗服务项目技术规范（2023版）》《A省医疗服务价格项目目录（2023版）》和地方政府医疗保障局药品、耗材招标采购网络数据库等。

（3）变量取值核定。

主要根据《全国医疗服务价格项目规范（2012版）》《全国医疗服务项目技术规范（2023版）》《A省医疗服务价格项目规范（2023版）》，结合实地调研，并经专家咨询，最终确定各变量统一取值。其中：

“T”按照12月×22天/月×8小时/天来计算；一般取值2112小时。

“Q_j、T_j、X、Y”主要根据《全国医疗服务价格项目规范（2012版）》《全国医疗服务项目技术规范（2023版）》《A省医疗服务项目目录（2023版）》直接取值。若对应国家和地方规范没有载明该变量取值，但标明了同类项目该变量取值，则可直接借用同类项目取值。若同类项目也没有标明取值，则通过实地调研，并结合专家咨询最终确定取值。

“$\bar{X}$、$\bar{Y}$”是基准项目对应的技术难度系数和风险程度系数。由于项目技术难度系数和风险程度系数均为相对数（最低为0，最高为100），为充分体现技术人力价值，应选取一个基准项目，以其系数为基准，将不同项目系数相对数转为绝对值。

“β”取值依据有两个：一为专家咨询；二为试错法。即通过比较基于不同取值的项目价格大小，最终确定该变量取值。

“W_j”取值则主要参照统筹区域相应年度卫生行业在岗职工平均工资率，即根据统筹地区统计年鉴，查询该地区卫生行业在岗职工平均年收入，并按照法定工作时间2112小时/年来测算。考虑到不同类型技术人力资源价值存有差异，应采用统筹区域平均工资率的不同倍数来体现。

“α”取值主要根据实地调研。既可以选取样本医院平均费用率，也可以选取最低费用率。

“Z_k”取值主要基于实地调研；此外，还需要根据项目内涵，剔除掉单独计价的物耗资源。

“G_k”取值主要基于实地调研和全国市场采购价格。该项目实施需要一种高价值医疗设备。目前该设备还不能经由国家集采购买，因而只能综合考虑各医疗机构自行购买的价格。经过实地调研，收集了各医疗机构自行购买价格信息后，考虑到该设备质量、功能和有关参数，选取能够完成该项目基本医疗服务功能的最低购买价作为该项目所需设备的价格，并按照一年工作时间为2112小时来测算其折旧，进而得到该变量取值。

5.2 定价案例

5.2.1 定价案例一：医学多学科专家会诊

（1）项目简介。

医学多学科专家会诊（项目编码：N111000004）属于纯技术人力资源耗费项目。基于《A省医疗服务项目目录（2023版）》，该项目内涵为：由两个以上的相关学科组成固定的工作组（8人及以上），针对特定疾病/器官/系统，在固定的时间、固定的周期、固定的地点开展临床多学科讨论或会议，最后形成个体化、多学科综合诊疗方案和执行追踪检查结果的诊疗模式。

该项目试运行期间备案价分别为600元（A省儿童医院、某某中医药大学附属医院、某某大学第二附属医院、某某大学第一附属医院、A省妇幼保健院、A省人民医院、A省胸科医院）、800元（A省肿瘤医院）、900元（中国人民解放军联勤保障部队第某某医院），共有9家医院申报。

通过收集整理我国31个省、自治区和直辖市（除港澳台外）医学多学科专家会诊项目价格数据，信息如下：福建、山西、天津采用自主定价，广东、新疆采取市场调节价，北京采取参照执行的方式，其他23个省份暂未定价（包括A省）。在已经定价的省份中，价格最高为湖南400元/次，价格最低为吉林300元/次。

第一价区广东价格为 1000 元/次（市场调节价），第三价区吉林为 300 元/次。

（2）数据收集。

根据机会成本定价理论模型，设计项目成本调研表，详见附表 1：医疗服务项目成本测算明细。经发放收集调研表，并结合实地踏勘，发现统筹地区共有 9 家医院申报该项目。该项目开展和成本信息如下：

除 A 省胸科医院未实际开展该项目，其余 8 家医院均有开展，项目开展频数最多为 A 省肿瘤医院 1923 次，中国人民解放军第某某医院和 A 省儿童医院最少，均开展 4 次。

经查阅比对，《全国医疗服务项目技术规范（2023 版）》《全国医疗服务价格项目规范（2012 版）》均未列出医学多学科专家会诊项目的人力耗费标准规范，但有一个近似项目，即“多学科门诊会诊”，其内涵载明：技术人力资源耗费标准为“医 6，平均耗时 1 小时”。调研中了解到各医院该项目耗费人力资源类型和时长也各不相同如表 5 - 1 所示。

表 5 - 1　　医学多学科专家会诊开展情况

开展医院	人力	时间（小时）	频数
第某某医院	医 8 药 1	1	4
A 省肿瘤医院	医 8 护 1 技 1 药 1 其他 1	1	1923
某大学二附院	医 8	1	502
A 省人民医院	医 6 护 2	0.5	1146
A 省中医院	医 8	0.67	25

续表

开展医院	人力	时间（小时）	频数
某大学一附院	医5技1药1秘1	0.5	555
A省妇幼保健院	医4其他1	1	585
A省儿童医院	医6护2	1	4

（3）变量取值核准。

第一，项目技术人力资源耗费种类数量和耗时核准。《吉林省医疗服务项目目录》规定，该项目人力资源消耗，每次专家会诊时间不少于30分钟，3个以上学科参加，4～5名具有副主任医师（含）以上资质专家组成。调研发现，该项目为院内定时定点会诊，不会耗费专家太多额外时间，一个固定时间段可安排多个案例集中会诊。一般参与专家来自3个左右科室，4～6名专家，并还需要其他人员。根据《A省医疗服务项目目录（2023版）》，该项目内涵中明确载明需要8人及以上。综上，该项目人力耗时核定为医4护1技1药1其他1，按照每个专家发言5分钟计算，平均5人发言，大约需要25分钟，加上别的人员及临时补充发言，故认为该项目一般持续时间为0.5小时。

第二，项目技术人力资源耗费小时工资率取值核准。经查阅《A省统计年鉴2022》，统筹地区2021年卫生行业在岗职工年均收入取值193155元/年。按一年工作时长12月×22天×8小时计算，共2112小时。各类医务人员的年工资计算如下：医生193155×1.5＝289732.5元/年；技师193155×1.2＝231786元/年；护师193155元/年；药师193155元/年，其他人员193155

元/年。各类医务人员的小时工资计算如下：

医生：289732.5/2112 = 137.183949≈137.18 元/小时；

技师：231786/2112 = 109.747159≈109.75 元/小时；

护师：193155/2112 = 91.4559659≈91.46 元/小时；

药师：193155/2112 = 91.4559659≈91.46 元/小时；

其他：193155/2112 = 91.4559659≈91.46 元/小时。

第三，项目技术难度和风险程度系数和权重取值核准。根据《全国医疗服务项目技术规范（2023 版）》《全国医疗服务价格项目规范（2012 版）》，类似项目“医学多学科门诊会诊”的技术难度系数和风险程度系数均为 90。考虑到部分医院为门诊会诊，部分医院存在住院病人会诊，但项目实施内容基本一致，经咨询专家，该项目技术难度和风险程度系数也均取值为 90。经比较分析基于不同权重取值的定价大小，并充分征询专家建议，技术风险权重调整“β”取值核准为 0.25，意味着若项目技术风险系数最高，则加价 25%。

第四，物耗资源数量和价格取值核准。严格来说，任何一个项目开展都存在一定物耗资源，比如水电等。但考虑到本项目基本上为纯技术人力服务类项目，物耗很小，故不考虑。

第五，管理费用率“α”取值核准。实地调研发现，9 家医疗机构管理费用率计算方法差异较大，经过调整后，仍存有一定差异，为 5% ~15%。考虑到“政府定价的公益性”“激励医疗机构之间竞争”“保基本”三个因素，故取最低管理费用率为 5%。

综上所述，该项目定价变量取值核准结果如表 5 – 2 所示。

表 5-2　　医学多学科专家会诊项目变量取值

变量	取值	变量	取值
W_1（医生）	137.18 元/小时	Q_1（医生）	4 个
W_2（技师）	109 元/小时	Q_2（技师）	1 个
W_3（护师）	91.46 元/小时	Q_3（护师）	1 个
W_4（药师）	91.46 元/小时	Q_4（药师）	1 个
W_5（其他）	91.46 元/小时	Q_5（其他）	1 个
T_1	0.5 小时	X	90
T_2	0.5 小时	Y	90
T_3	0.5 小时	$\bar{X}$	100
T_4	0.5 小时	$\bar{Y}$	100
T_5	0.5 小时	β	0.25
T	2112 小时	α	0.05

（4）价格测算。

第一，计算项目技术人力资源耗费价格。

将表 5-2 中有关变量取值分别代入公式（4-2），可得该项目技术人力资源耗费定价为：

$$H = \sum_{j=1}^{4} \frac{W_j}{T}(Q_j \times t_j)\left(1 + \beta \frac{X \times Y}{\bar{X} \times \bar{Y}}\right) \approx 560.88(\text{元})$$

第二，计算项目统一价格。

因为该项目物耗成本为零，故 $M=0$。将 $M=0$、$H=560.88$ 和 $\alpha=0.05$ 代入公式（4-1），可得项目统一价格为：

$$P_{\text{目标项目}} = (H+M)\times(1+\alpha) \approx 588.92\ (\text{元})$$

（5）价格修订。

为增加定价科学性，咨询了某某交通大学医学院附属第九人民医院有关专家。他们建议增加大型显示设备折旧成本（如会议用大型显示器、投影仪等便于病史展示讨论），合理评估优化设置固定资产使用成本，充分考虑电脑、阅片机、打印机等固定资产闲置成本。为此，表 5－3 中所使用的投影仪、视频展示台等已经能够满足病例讨论显示、阅片需求。设备闲置成本问题确实存在，增加设备闲置成本有其合理性，但是准确量化非常困难。本案例中考虑到存在准备时间、收尾时间，因此在固定资产折旧中，将使用时间增加 20%，即为 0.6 小时进行计算，如表 5－3 所示。

表 5－3　　医学多学科专家会诊所需固定资产折旧

固定资产名称	原值（元）	使用年限（年）	使用时间（小时）	应计金额（元）
投影仪	5999	5	0.6	0.34
打印机	1899	5	0.6	0.11
笔记本电脑	6599	5	0.6	0.37
视频展示台	1300	5	0.6	0.07
飞达专业调音台	1980	5	0.6	0.11
办公桌	3500	10	0.6	0.10
工字脚办公椅	12650	10	0.6	0.36
合计	—	—	—	1.46

以投影仪为例，其购买价格为 5999 元（市场价格），正确使用情况下一般寿命为 5 年，即 10560 小时（5×2112）。则每小时使用折旧为：5999/10560 元。该项目使用投影仪时间为 0.6 小

时。则有：

该项目使用投影仪一次折旧 = 0.6 × 5999/(5 × 2112) = 0.34（元）

同理，可得其他设备资产折旧值。

将 $M = 1.46$、$H = 560.88$ 和 $\alpha = 0.05$ 代入公式（4－1），可得医学多学科专家会诊项目最终统一价格为：直接费用 ×(1 + 间接费率)(5%)。

$P_{目标项目} = (H + M) \times (1 + \alpha) \approx 590.46$（元）

如表 5－4 所示。

表 5－4　医学多学科专家会诊项目价格测算结果

项目分类	价格（元/次）
H（直接技术人力资源价格）	560.88
M（直接非技术人力资源价格）	1.46
P（目标项目统一价格）	590.46

（6）定价结果与结果比较。

将测算结果反馈给各家开展该项目的医院，请医院对价格进行评价并补充提供相应证据建议。各开展医院对本项目最终统一定价结果基本认同。行业专家、医保管理部门也认可此结果。

经过测算，医学多学科专家会诊价格为 590.46 元/次。该价格高于现有两个政府定价省份（第三价区）湖南和吉林，低于市场调节价省份（第一价区）广东，稍低于大多数（9 家申报医院中的 7 家）申报医院备案价 600 元。考虑到项目转归定价并纳入医保基金报销后，患者自付费部分会大幅度降低，需求会有较大幅度增加。医学多学科专家会诊项目作为医院学科评估的重要组成部分，医院开展此项目的意愿亦较强烈，预估项目将来开展频数会大幅度增加，既惠及患者又利好医院。由此，本书认为此定价是科学合理的。

5.2.2 定价案例二：钩活术

（1）项目简介。

钩活术是一个中医类项目，编码为：N470000022。

项目意义：本项目是利用巨钩针在颈腰椎旁或脊椎旁钩治一定部位，用于治疗相应脊柱病的一种无痛微创闭合式小手术。对于颈椎病、腰椎间盘突出症、颈腰椎骨质增生症、椎管狭窄症、手术失败综合症等均有很好的疗效，治疗靶点明确，松解彻底，治疗时间短，见效快。

项目操作：利用一次性钩活术提针，对相应腧穴进行治疗。定好位然后根据影像学检查结果确定治疗穴，准备好钩提针针具采用俯卧位、俯伏坐位，以钩提法为主。钩提法指钩提针按所使用的进针法进入皮肤后，施治时先钩后提拉、再钩再提拉，循序渐进，采用钩治、割治、挑治、针刺、放血五法并用的操作手法。

项目内涵：根据骨性标志，确定新夹脊穴或骨关节特定穴，消毒铺巾，局麻，选择相应钩针，刺入皮肤，边进入边钩提，采用钩提法、分离法、捣划法进行钩活治疗，退针，放血，包扎。达到软组织减压减张、疏通脉络、调平调衡的作用。含消毒、麻醉、麻药、敷料。

（2）变量取值核定。

根据《全国医疗服务项目技术规范（2023版）》和《A省医疗服务价格项目目录（2023版）》，结合实地调研，并经专家咨询，最终确定各变量统一取值。具体如表5-5所示。

表5-5　　钩活术项目变量取值

变量	取值	变量	取值
W_1（医生）	137.18元/小时	X	81
Q_1（医生）	2个	Y	53
T_1	0.5小时	$\bar{X}$	100
T	2112小时	$\bar{Y}$	100
β	0.25	α	0.5
Z_1（手术包）	1套	G_1	60元/套
Z_2（手套）	4副	G_2	2.5元/副
Z_3（酒精）	0.5桶	G_3	25元/桶

其中，“T”按照12月×22天/月×8小时/天来计算；

“W_1”按照统筹区域卫生行业平均工资率的一定倍数（本书取1.5倍）来取值。统筹区域卫生行业平均工资率则根据2021年卫生行业在岗职工平均收入和法定工作时间（2112小时/年）来测算的；

“Q_1、T_1、X、Y”主要根据国家和A省有关规范来取值；

“$\bar{X}$、$\bar{Y}$”均取值为100，主要便于基层定价操作简单；

“β”取值为 0.25，意味着项目技术风险系数最高（即均为“100”）时，则加价 25%；

“α”取值主要根据实地调研得到；

“Z_1、G_1”取值主要基于实地调研和全国市场采购价格。

（3）价格测算。

将表 5－5 中各变量取值分别代入公式（4－1）、公式（4－2）和公式（4－3），可得目标项目直接的技术人力资源价格、直接的非技术人力资源价格以及目标项目统一价格。计算结果如表 5－6 所示。

表 5－6　　钩活术项目价格测算结果

项目分类	价格（元/次）
H（直接技术人力资源价格）	151.90
M（直接非技术人力资源价格）	82.50
P（目标项目统一价格）	246.12

（4）测算结果评价。

经过测算，钩活术测算价格为 246.12 元/次。该项目仅 A 省省会城市某某县人民医院申报，其备案价格为 810 元。试行期间实际开展 79 例。通过收集整理我国 31 个省、自治区和直辖市（除港澳台外）相关数据，钩活术项目全国定价结果如下：河南省采取自主定价，4 个省份制定了具体的价格，26 个省份未定价（包括 A 省）。在已经定价的省中，价格最高为河北省 1950 元/次，价格最低为天津市 300 元/次。该项目目前仅天津、河北、山西有实际开展，但是根据不同部位和病变种类进行收费，定价单位标准不同，难以进行直接比较。

5.2.3 定价案例三：手术 3D 打印建模

（1）项目简介。

手术三维（3D）打印建模是一个手术类项目，编码为：N331703011。

项目意义：本项目可以为术前评估和手术方案的制定提供一定的参考依据，有助于手术切除安全性和精准性的提高，从而获得较好的效果。还可以降低胸外科肋骨骨折内固定手术难度和手术风险，使肋骨骨折内固定手术能够得以进一步的推广使用，促进了胸外科手术的数字化诊疗进程。3D 打印技术也可以提高口腔医疗产品的精度，在它的辅助下能够实现不同矫正阶段牙齿牙模批量定制，误差小而且贴合，因手工打磨产品咬合不佳而需返工的问题大大减少，这样制作出来的牙套更加贴合患者牙齿。还可以实现眼球模型、眼睛、显微手术器械的个性化制作。

项目操作：打印物图像信息的搜集及数据化。通过 X 线、计算机断层扫描（CT）和核磁共振成像（MRI）对所要打印的部位进行摄影，并将所得到的图像信息数据化。图像数据信息的处理和转换打印物的图像数据信息，还需要根据最终的打印需求进行相应的数据加工处理。由工程师对数据处理并进行三维重建，并以 3D 打印机能识别的“标准三角语言（STL）”格式，导出数据。最后利用处理好的数据信息进行 3D 打印。

项目内涵：从医学影像检查系统中，或通过三维扫描仪等设备获取数据，使用计算机影像处理技术和各种三维制图软件建立能反映所查人体相关解剖部位在数据采集当时状况的原始仿真数字模型。在此基础上，还可根据诊疗需求，通过人为设计，建立新的数字模型，为通过3D打印等增材制造技术打印实体模型提供数字文件。需建立新的数字模型的情况包括但不限于以下情况：当身体内外附着的金属使原始数字仿真模型产生了伪影影响到模型质量时，去除金属伪影，建立较清晰、逼真的原始模型；对有移位的骨折原始模型，建立虚拟复位模型，即进行骨折碎片的标记、切割、分离、旋转、移动等虚拟复位，恢复其骨折前的解剖状况；需设计辅助手术导板的病例，在原始仿真模型或虚拟复位模型的基础上，设计并建立引导穿刺、钻孔、截骨等手术或手法操作的手术导板模型；需制作辅助支具的模型，设计并建立支辅具模型等。

（2）变量取值核定。

根据《全国医疗服务项目技术规范（2023版）》和《A省医疗服务价格项目目录（2023版）》，结合实地调研，并经专家咨询，最终确定各变量统一取值。具体如表5-7所示。

表5-7　　手术3D打印建模项目变量取值

变量	取值	变量	取值
W_1（医生）	137.18元/小时	X	53
W_2（技师）	109元/小时	Y	35

续表

变量	取值	变量	取值
Q_1（医生）	1 个	$\bar{X}$	100
Q_2（技师）	2 个	$\bar{Y}$	100
T_1	2 小时	Z_1	4 小时
T_2	4 小时	G_1	110.32 元/小时
T	2112 小时	α	0.5
β	0.25		

其中，“T”按照 12 月 ×22 天/月 ×8 小时/天来计算；

“Q_1、Q_2、T_1、T_2、X、Y”主要根据国家和 A 省有关规范来取值；

“W_2”按照 A 省省本级统筹区域 2021 年卫生行业在岗职工平均收入和法定工作时间（2112 小时/年）来测算的，而“W_1”则按照 1.5 倍取值；

“β”取值为 0.25，意味着若项目技术风险系数最高，则加价 25%；

“α”取值主要根据实地调研；

“G_1”取值主要基于实地调研和全国市场采购价格。该项目需要使用一种特定设计软件，其市场价格为 233 万元。预计使用寿命为 10 年。若一年按 2112 小时计，则该设计软件使用 1 小时的成本费用为 110.32 元；

“Z_1”取值主要基于实地调研和专家咨询。

（3）价格测算。

将表5－7中各变量取值分别代入公式（4－1）、公式（4－2）和公式（4－3），可得目标项目直接的技术人力资源价格、直接的非技术人力资源价格以及目标项目统一价格。计算结果如表5－8所示。

表5－8　　手术3D打印建模项目价格测算结果

项目分类	价格（元/次）
H（直接技术人力资源价格）	1205.80
M（直接非技术人力资源价格）	441.28
P（目标项目统一价格）	1729.43

（4）测算结果评价。

经过测算，手术3D打印建模测算价格为1729.43元/次，低于最低备案价2000元/次，该项目共有5家医院申报，备案价格分别为2000元/次、3000元/次、3100元/次、3258.39元/次、6200元/次，4家医院实际开展，在试运行期间开展频次较多。该项目外省无同类项目定价，且申报医院备案价差别较大，因此定价数据主要根据调研中收集到的信息判定。其他省份仅河南有定价，但仅限口腔，A省主要申报为骨科，无法比较。

通过收集整理我国31个省、自治区和直辖市（除港澳台外）相关数据，手术3D打印建模全国定价结果如下：河南省价格为245元/次（限口腔），广东省采取市场调节定价，江苏省采取医院自主定价，28省未定价（包括A省）。

5.3 实证结论

第一，基于机会成本的定价理论模型简单可行。定价模型的设计思路非常清晰，理论基础支撑有力，定价结果比较合理。案例分析表明，模型所需的变量数据比较容易获得，可操作性较好。

第二，实现了政府定价和市场定价的有机协同。将供方资源耗费作为主要定价因素，契合了医疗服务特殊性和供方市场主导地位的特征，是卫生经济学关于政府积极干预医疗服务定价理论的应用体现。同时，非技术人力耗费资源则参照国家集中带量采购价（或中标价）进行定价，又突出了市场机制在要素价格形成机制中的比较优势。

第三，兼顾了医疗服务资源配置效率和公平。分别采用统筹地区卫生行业在岗职工平均工资和集中招标采购价作为人力资源和非人力资源计价基准，供方资源耗费得到科学合理补偿，确保医疗资源配置有效和公平。

第四，实现了项目定价标准的规范统一。将资源耗费的次佳选择带来的收益损失（即“机会成本”）作为定价的标准，统一了不同项目、不同资源耗费的计价标准，为科学合理体现不同项目的相对比价提供了统一的计价标准，切断了项目政府一般定价和具体医院个体成本之间的不当因果关联。

5.4 本章小结

本章的主要目的是通过实证分析，进一步检验校正基于机会成本的医疗服务项目定价理论模型。以“医学多学科专家会诊”“钩活术”“手术3D打印建模”为例，通过包括调研表在内的调研方案设计、实地踏勘，成本数据收集、变量取值核准，测算结果及其比较，顺利完成了典型医疗服务项目定价案例分析。

本章三个典型项目定价案例分析表明，基于机会成本的医疗服务项目定价理论模型科学合理，有效可行。从测算过程看，所需成本数据信息多属医疗机构常用信息，部分数据可以很方便地通过查询官方网站或地方政府公开出版的统计年鉴获得，数据来源可靠。整个测算思路也较为清晰，测算程序环节相对简单，容易在实践中推广应用。从测算结果看，符合当前医疗服务价格管理部门和医疗服务提供机构的预期，也与其他省份实施价格差异不大，没有出现测算价格过高或过低现象。

6

医疗服务价格指数测算理论模型设计

6.1 医疗服务价格指数测算模型设计的理论基础

6.1.1 相关概念

（1）医疗服务价格。

医疗服务价格是指在医疗服务活动中，政府或医疗机构根据所提供医疗服务消耗的成本与收益等指标而确定的单位收费标准[100]。医疗服务价格通常由技术劳务、固定资产折旧、医用材料和药品价格四部分价格构成[101]。一般地，狭义的医疗服务价格仅针对医疗技术服务的收费，不包括药品、医用耗材、医学检验检查、手术等相关的收费。而广义的医疗服务价格包括医疗机构向患者提供服务过程所发生的所有费用，包括药品、防疫、手术、检查、治疗、医用耗材等所有的费用[102]。结合当前政策环境及背景，本书的医疗服务价格是指仅针对医疗技术服务收费的狭义医疗服务价格，即项目执行价格。

（2）医疗服务价格指数。

医疗服务价格指数又称医疗保健服务价格指数，是反映医疗服务收费价格水平在不同时期的变动趋势和程度的动态相对数。它是国家物价指数体系内服务项目价格指数中的一个类别，也是编制居民生活费用价格指数的组成部分[103]。本书中的医疗服务价格指数是指以医疗服务项目收费价格为数据基础，样本项目仅为医疗服务项目，不包括药品的单一医疗服务价格指数，用来反映医疗服务价格变化趋势和变化特点等。

6.1.2　指数作用

指数的作用主要表现为以下几个方面[104]：

（1）反映复杂社会经济现象总体的综合变动方向和变动程度，这是指数最基本的作用；

（2）分析现象总体变动中的各个因素的影响方向和影响程度；

（3）对社会经济现象进行综合评价和测定；

（4）分析研究社会经济现象在长时间内发展变化趋势；

（5）在金融产品创新中发挥重要作用。

本书旨在通过测算医疗服务价格指数，真实反映国家医疗保障局 2018 年成立以后省域医疗服务价格总体的综合变动方向和变动程度，为全省消除各地市价格差异和医疗服务价格动态调整提供数据支持，为价格统筹管理和省级统筹施行提供理论依据与方法指导。

6.1.3 指数的分类

基于不同的分析角度，指数有不同的分类。

按照所反映现象的特征不同，可分为质量指标指数和数量指标指数。质量指标指数反映工作质量的变动，如劳动生产率指数、价格指数等；数量指标指数反映现象的总规模、水平或工作总量的变化，如产品产量指数、商品销售量指数。显然，医疗服务价格指数属于质量指标指数[105]。

按照所反映的现象的范围不同，可分为个体指数和总指数。个体指数反映单个事物或现象在不同时期的变动程度；总指数反映多种事物或现象在不同时期的综合变动程度。由于医疗服务涉及种类较多，且同一类型又有多种服务项目[105]，因此，医疗服务价格指数属于总体指数。

按照反映对象的对比性质不同，可分为动态指数和静态指数。动态指数是将不同时间的同类现象水平进行比较的结果，反映现象在时间上的变化过程和程度，如零售物价指数、消费价格指数等；静态指数包括空间指数和计划静态指数，它们分别反映同类现象的数量在相同时间内不同空间的变异程度或实际对计划的差异程度[104]。

本书同时分析静态和动态的医疗服务价格水平。

6.1.4 指数编制主要程序

第一，选择项目。理论上，指数是反映总体数量变动的相对数，但实际中将总体全部项目都计算在内不仅是不可能的，也没必要。《A 省医疗服务价格项目规范（2021 版）》载明的共计几千种医疗服务项目，编制医疗服务价格指数时，没有必要也没有可能将几千多种项目价格全部纳入价格指数，而需要进行项目选择。被选中的项目称为“篮子项目”。篮子项目必须具有良好的价格变动趋势代表性，且其数量要有保证，不能品种过少。此外，篮子项目也需要不断更新。

第二，确定权重。指数是对篮子项目进行加权得到的结果，如何确定权重是编制指数时必须解决的问题。确定权重的途径有两种：一种是利用已有的信息构造权重。比如计算零售价格指数时，每个篮子项目用其代表的商品零售额在全部零售额中的比重做权重。是否具有构造权重的数据，以及这些数据的质量如何是关键。另一种是主观权数，常见于社会现象的指数编制。比如，编制幸福感指数，是将反映幸福感不同侧面的类指数综合，最后得到总指数。每个类指数的权重选择，因没有公认的确定标准，所以由编制人员自身主观决定。对于第一种途径，指数理论要回答选择什么样的数据做权重，以及用什么时期的数据构造权重；对于后一种途径，实际上是将指数方法拓展到多指标的综合评价，从而形成一系列的综合评价方法。

第三，指数测算方法。因为利用指数测定的研究对象不同，编制指数的数据来源不同，因而总指数测算方法也各不相同。每种方法都有自己的特点，适用于不同场合。指数计算方法一直备受争议，经济学家和统计学家试图从不同角度、用不同方式对这些指数进行改造和完善。学习指数，并不在于掌握某种指数的具体计算方法，重要的是体会方法背后蕴藏的统计思想，以便针对具体的研究对象，依据编制指数的主要目的，选择甚至创造最恰当的计算指数的方法。

6.1.5 总指数编制方法

总指数是对个体指数的综合，将个体指数综合有两个途径：一是对个体指数的简单汇总，不考虑权重，即简单指数；二是编制总指数时考虑权重的作用，即加权指数。在加权指数中，根据计算方式的不同，又分为加权综合指数和加权平均指数。

（1）简单指数编制方法。

简单指数就是不加权的指数，主要有两种计算方法：简单综合指数和简单平均指数。

第一，简单综合指数编制方法。将报告期的指标总和与基期的指标总和相对比的指数，该方法的特点是先综合，后对比。以质量指标指数（如“价格指数”）为例，以质量指标指数为例，计算公式为：

$$K_p = \frac{\sum_{i=1}^{n} P_{i1}}{\sum_{i=1}^{n} P_{i0}} \qquad (6-1)$$

其中：

P 为质量指标；

K_p为质量指标指数；

i 为第 i 个篮子商品；

n 为篮子商品总数；

P_{i1}为报告期第 i 个篮子商品的质量指标；

P_{i0}为基期第 i 个篮子商品的质量指标。

简单综合指数的优点在于操作简单，对数据要求少。它的一个显著的缺点是，以价格指数为例，在参与计算的篮子项目价格水平有较大差异时，价格低的商品的价格波动会被价格高的商品掩盖。

第二，简单平均指数编制方法。简单平均指数是将个体指数进行简单平均得到的总指数。该方法的计算过程是先对比，后综合。以质量指标指数为例，计算公式为：

$$K_p = \frac{1}{n}\sum_{i=1}^{n}\frac{P_{i1}}{P_{i0}} \tag{6-2}$$

公式（6－2）中所有字母所代表含义同公式（6－1）。相对于简单综合指数，简单平均指数消除了不同商品价格水平的影响，可以反映各种商品价格的变动情况。但该指数也有缺陷，因为不同商品对市场价格总水平的影响是不同的，而简单平均指数法平等看待各种商品。《全国价格指数编制方法》使用的就是简单平均指数法。

简单综合指数和简单平均指数都没有考虑权重的影响，计算结果难以反映实际情况。另外，将使用价值不同的产品个体指数或价格相加，既缺乏实际意义，又缺少理论依据。编制指数时需要考虑权重的影响。

（2）拉氏指数编制方法。

拉氏指数（Laspeyres index）是统计学家拉斯贝尔斯（Laspeyres）于1864年提出的一种指数计算方法。它在计算综合指数时将作为权重的同度量因素固定在基期，反映的是在基期商品（产品）结构下价格的整体变动，更能揭示价格变动的内容。以质量指标指数为例，相应的计算公式为：

$$K_p = \frac{\sum_{i=1}^{n} P_{i1} \times q_{i0}}{\sum_{i=1}^{n} P_{i0} \times q_{i0}} \tag{6-3}$$

公式（6－3）中，q_{i0}表示基期第 i 个篮子商品的数量指标，比如销售数量或项目开展频数；其他字母含义同公式（6－1）。

（3）帕氏指数编制方法。

帕氏指数（Paasche index）是统计学家帕舍（H. Paasche）于1874年提出的一种指数计算方法。它在计算综合指数时将作为权重的同度量因素固定在报告期，反映的是现实商品（产品）结构下价格的整体变动，商品（产品）结构变化的影响会融入价格指数，更能揭示价格变动的实际影响。以质量指标指数为例，相应的计算公式为：

$$K_p = \frac{\sum_{i=1}^{n} P_{i1} \times q_{i1}}{\sum_{i=1}^{n} P_{i0} \times q_{i1}} \tag{6-4}$$

公式（6－4）中，q_{i1}表示报告期第 i 个篮子商品的数量指标，比如销售数量或项目开展频数；其他字母含义同公式（6－1）。

（4）马埃价格指数编制方法。

马埃指数是1887年埃奇沃斯（Edgeworth）和马歇尔（Marshall）两人共同提出，以基期和报告期数量的简单算术平均数作为计算加权综合价格指数的权数的一种指数计算方法。该方法避免了拉氏指数的偏大和帕氏指数偏小的缺陷。

$$K_p = \frac{\sum_{i=1}^{n} P_{i1} \times \frac{q_{i0} + q_{i1}}{2}}{\sum_{i=1}^{n} P_{i0} \times \frac{q_{i0} + q_{i1}}{2}} \tag{6-5}$$

公式（6－5）中，q_{i1}、q_{i0}分别表示报告期和基期第 i 个篮子商品的数量指标，比如销售数量或项目开展频数；将基期和报告期数量指标平均数$\frac{q_{i0} + q_{i1}}{2}$作为权重，从而有别于拉氏和帕氏指数权重设计。其他字母含义同公式（6－1）。

6.1.6 指数理论发展沿革

（1）拉氏—帕氏公式下指数理论的形成（18世纪~20世纪初期）。

指数最早起源于对物价指数的编制。最初的指数是个体指数。1675年英国经济学家赖斯·沃汉（Rice Vaughan）在其所著的《硬货币及其货币铸造论》（*A Discourse of Coin and Coinage*）一书中，为计算货币交换价值，采用家畜、谷物、鱼类、皮革和布帛等作为测算对象，以1352年为基础，与1650年的物价进行比较，编制了个体价格指数。这就是物价指数的萌芽。

1707 年，英国经济学家弗利特伍德（Fleetwood）在其所著的《物价记录》（*Chronicon Preciosum*）一书中，将 1460 年和 1707 年用五磅金币分别购买小麦、啤酒和布等基础物品的数量进行了比较，进而研究在此年间所有商品价格的变动情况。理论界一般认为弗利特伍德的工作可以看作是固定篮子指数的源头，故在指数理论的发展上具有划时代的意义。

1764 年，意大利经济学家卡利（G. R. Carli）在其所著的《铸币金属的价值与比例》中，在对比 1750 年与 1599 年的谷子、酒类和油三种价格综合变动时创立了简单算术平均指数。

1871 年，德国经济学家拉斯贝尔斯在《平均商品价格上涨的计算》一文中，提出了以基期的数量为权数计算价格指数的方法，这就是著名的拉氏价格指数。同度量因素的引进不仅解决了不同计量单位的总体单位不能直接相加的矛盾，客观上也起到了权重的作用。

在计算加权综合指数时，是否一定要利用基期的数量作为权数，这是有争议的。1874 年，德国经济学家和政治家赫尔曼·帕舍（Hermann Paasche）在《关于来自汉堡交易所记载的去年物价发展情况》一文中，提出将同度量因素固定在报告期，从而形成了另一个著名的帕氏价格指数。

在拉氏和帕氏指数公式问世以后，许多经济学家或学者又在此基础上进行了改进和完善。1887 年，埃奇沃斯和马歇尔提出，以基期和报告期数量的简单算术平均数作为计算加权综合价格指数的权数。

随着拉氏和帕氏指数的提出，综合指数体系逐渐确立起来，统计指数理论至此也完成了第一个阶段的发展。

（2）指数理论的进一步发展（20 世纪 20 年代之后）。

在拉氏—帕氏指数公式的基础上，现代指数理论在 20 世纪获得了长足的发展。一些重要的指数理论相继提出，指数理论的基本框架逐渐成形。这时期的指数理论主要包括：

第一，指数公理化方法（axiomatic approach）。1922 年，美国著名经济学家和统计学家欧文·费雪（Ivring Fisher）在其所著的《指数的编制》一书中，就指数计算公式的优良性评价问题，总结了十种检验方法，并对当时已有的多种指数公式进行了系统的测试。费雪发现，以拉氏指数和帕氏指数的简单几何平均数计算的价格指数是最优的，这就是费雪理想指数[106]。费雪提出的这些测试方法，后来被艾科恩和沃勒尔（Eichorn & Voeller，1983）及迪耶梅尔（Diewert，1992）称为指数的公理化方法。

第二，指数经济方法（economic approach），也叫指数函数方法（functional approach）。1924 年，苏联经济统计学家科尼斯（Konus）在《真实生活费用指数问题》一文中，对追求最优行为的单个消费者的真实生活费用指数进行了清楚的定义，发展了真实生活费用指数的界限理论，奠定了指数经济方法的基础[107]。此后，这一方法经凯恩斯（Keynes）、萨谬尔森（Samuelson）、迪耶梅尔和泰伊（Theil）等经济学家的发展，日益成熟。迪耶梅尔（1976，1978）对函数方法作了系统的研究，建立了一些著名指数的经济理论性质，并提出了精确指数（exact index）和最佳指数（superlative index）的思想[108-109]。

第三，积分指数理论。1926 年，法国经济学家迪维西亚

(Francois Divisia) 在《货币指数与货币理论》一文中，为研究一组商品价格与数量变化的时间路径，将价格和数量看作是连续变化的变量，通过引入微积分构造迪维西亚指数。考虑到现实生活中对价格和数量的考察都是离散的数值变量，迪维西亚指数在当时并未得到立即应用。但近几十年来，该指数已经开始在货币数量汇总、生产率增长、购买力平价检验等领域被广泛运用。

第四，随机指数方法（stochastic approach)。由于经济变量之间的关系都是一种相关关系，通常计算出来的指数只不过是根据某一样本数据计算出来的统计量，因此指数的计算应具有相应的估计误差。这就是随机指数方法的实质[110]。该方法虽然可以追溯到埃奇沃斯（1925）和弗里希（Frisch，1936）的早期工作，但直至20世纪60年代以后，泰伊（1965）、班纳吉（Banerjee，1975)、克莱门茨和莱赞（Clements & Lzan，1981，1987)、迪耶梅尔（1981）以及普拉萨德拉乌尔和茜尔瓦内森（Prasada Rao & Selvanathan，1992）等一批经济学家才真正发展了该理论。

在指数理论中，拉氏指数、帕氏指数以及马埃指数应用相对广泛，发展较为成熟，为各个领域的指数编制提供了坚实的方法论基础。为此，本书借鉴此三种指数理论，分别构建A省医疗服务价格拉氏、帕氏和马埃指数测算模型，从而真实监测A省医疗服务价格的整体变化趋势及其变化程度，科学反映A省各地市不同类别医疗服务的价格变化特点。

6.2 测算模型参数设计

6.2.1 医疗服务价格的选择设计

主要考量两个方面。一方面，A 省医疗服务价格选择设计应与《全国指数编制方法》总体上保持一致，以便进行全国层级的统筹管理。另一方面，鉴于我国医疗服务市场具有明显政府举办与管制特征以及医保战略性购买力量日渐释放，选择各统筹地区医疗保障局制定的医疗服务项目收费价格（即“政府指导价”）有助于解释医疗服务定价和技术劳务价值间、服务项目类型间及服务科室间等量化关系，同时也能更好地反映整个社会医疗费用负担。

6.2.2 篮子项目的选择设计

《全国指数编制方法》已从国家医保局诊疗项目编码库遴选124 个篮子项目。借鉴《全国指数编制方法》，本书遵循优先使用频率高、费用影响大、覆盖主要学科、具有一定知晓率的选择原则，结合 A 省常见病、多发病及其诊治等医疗服务地域特点，并充分咨询专家团队后，完成 A 省医疗服务篮子项目选择设计。篮子项目构成应与国家统计局居民消费价格指数（CPI）医疗服务部分的项目构成基本吻合。全省、地市篮子项目保持一致。

6.2.3 篮子项目权重的选择设计

《全国指数编制方法》没有考虑项目权重。篮子项目权重的选择设计应考虑两个方面因素。一方面，篮子项目权重应充分体现不同项目的价格以外因素对价格指数实际影响；另一方面，权重的选择设计应确保数据信息容易获得，提高模型的可操作性。为此，选择篮子项目实际开展的频数作为权重。根据频数开展时期的不同，权重可有基于基期频数、报告期频数和二者平均频数的三种类型，分别对应A省医疗服务价格指数测算拉氏模型、帕氏模型和马埃指数测算模型。为比较方便，将《全国指数编制方法》中不考虑权重的模型命名为“简单算术平均指数模型”。此外，在地区价差指数模型设计中，选择篮子项目开展频数与所有篮子项目平均开展频数的比值作为该篮子项目权重，从而便于基于上述4个模型测算结果的比较分析。

6.3 测算模型公式设计

6.3.1 简单算术平均指数测算模型构建

（1）报告期价格指数。

公式（6-6）用来测算A省全省报告期价格指数，也可以用来测算 A 省各统筹地区报告期价格指数，还可以用来测算 A 省医疗服务分类价格指数。

$$K = \frac{1}{n}\sum_{i=1}^{n}\frac{P_{id1}}{P_{id0}} \qquad (6-6)$$

其中：

K 为报告期价格指数；

i 为篮子项目的序号，且有 $i=1, 2, \cdots, n-1, n$；

n 为篮子项目总数；

P_{id1} 为报告期篮子项目 i 的代表价格；

P_{id0} 为基期篮子项目 i 的代表价格。

（2）A 省各统筹地区绝对价格差异评分方法。

A 省某统筹地区绝对价格总评分见公式（6－7）：

$$AM_j = \sum_{i=1}^{n}\left(10 \times \frac{P_{idj} - P_{idmin}}{P_{idmax} - P_{idmin}}\right) \qquad (6-7)$$

其中：

j 为统筹地区序号，且有 $j=1, 2, \cdots, 11, 12$；A 省目前实现地市级统筹。11 个地市代表 11 个统筹地区。此外，还有一个省直统筹地区，因而全省共有 12 个统筹地区；

AM_j 为 A 省第 j 个统筹地区绝对价格总评分；

P_{idj} 为 A 省第 j 个统筹地区第 i 个项目的价格；

P_{idmin} 为 A 省全部地市中第 i 个项目的最小价格；

P_{idmax} 为 A 省全部地市中第 i 个项目的最高价格。

其他字母含义同公式（6－6）。

按 n 个样本项目价格 P_{id} 分别进行排序赋分。若某统筹地区

篮子项目 i 价格最高，为 $P_{idj}=P_{idmax}$，则记作 10 分，若价格最低，为 $P_{idj}=P_{idmin}$，则记作 0 分。总得分越高的统筹地区，医疗服务的绝对价格水平越高。若某篮子项目全部统筹地区均执行同样价格，即 $P_{idj}=P_{idmax}=P_{idmin}$，则所有统筹地区该篮子项目得分均为 0 分。

（3）A 省各统筹地区相对价格差异评分方法。

A 省某统筹地区总评分见公式（6 – 8）：

$$RM_j = \sum_{i=1}^{n}\left(10 \times \frac{P_{rj} - P_{rmin}}{P_{rmax} - P_{rmin}}\right) \qquad (6-8)$$

式中各变量含义如下：

RM_j 为 A 省第 j 个统筹地区相对价格总评分；

P_{rj} 为 A 省第 j 个统筹地区第 i 个项目的相对价格；且 $P_{rj}=P_{idj}/S_{ij}$，S_{ij} 为第 j 个统筹地区上一年度城镇职工平均工资；

P_{rmin} 为 A 省全部统筹地区中第 i 个项目的最小相对价格；

P_{rmax} 为 A 省全部统筹地区中第 i 个项目的最高相对价格。

其他字母含义同公式（6 – 6）。

对 n 个项目的相对价格 P_r 分别进行排序赋分。若某统筹地区篮子项目 i 价格最高，为 $P_{rj}=P_{rmax}$，则记作 10 分，若价格最低，为 $P_{rj}=P_{rmin}$，则记作 0 分。总得分越高的统筹地区，医疗服务的相对价格水平越高。

6.3.2 拉氏价格指数测算模型设计

将基期篮子项目开展实际频数作为权重因素纳入简单算术

平均指数模型，则得到拉氏价格指数测算模型。由于纳入了项目权重，因而更好地反映了医疗服务价格变化的总体水平。具体如下：

（1）报告期价格指数。

$$K = \frac{\sum_{i=1}^{n} P_{id1} \times q_{i0}}{\sum_{i=1}^{n} P_{id0} \times q_{i0}} \quad (6-9)$$

公式（6－9）中，q_{i0}为基期篮子项目 i 的开展频次。其他字母所代表含义同公式（6－6）。

（2）A 省各地市绝对价格差异评分方法。

$$AM_j = \sum_{i=1}^{n} \left(10 \times \frac{P_{idj} - P_{idmin}}{P_{idmax} - P_{idmin}} \times \frac{\sum_{j=1}^{12} q_{i0}}{\frac{\sum_{i=1}^{n} q_{i0}}{n}} \right) \quad (6-10)$$

（3）A 省各地市相对价格差异评分方法。

$$RM_j = \sum_{i=1}^{n} \left(10 \times \frac{P_{rj} - P_{rmin}}{P_{rmax} - P_{rmin}} \times \frac{\sum_{j=1}^{12} q_{i0}}{\frac{\sum_{i=1}^{n} q_{i0}}{n}} \right) \quad (6-11)$$

公式（6－10）和公式（6－11）中，分别以基期篮子项目开展的实际频数为权重因素，构建医疗服务价格地区差异指数模型。权重设计为 $\frac{\sum_{j=1}^{12} q_{i0}}{\frac{\sum_{i=1}^{n} q_{i0}}{n}}$，即篮子项目 i 基期平均开展频数与所有项目基期平均开展频数的比值。比值越大，说明该篮子项目对地区价差评分越高，从而更好地反映了地区价格差异指数。

6.3.3 帕氏价格指数测算模型设计

将报告期篮子项目开展实际频数作为权重因素纳入简单算术平均指数模型，则得到帕氏价格指数测算模型。由于纳入了项目权重，因而较好地反映了医疗服务价格变化的总体水平。具体如下：

（1）报告期价格指数。

$$K = \frac{\sum_{i=1}^{n} P_{id1} \times q_{i1}}{\sum_{i=1}^{n} P_{id0} \times q_{i1}} \qquad (6-12)$$

公式（6-11）中，q_{i1}为报告期篮子项目 i 的实际开展频次，在这里表示篮子项目价格 i 对整体价格水平的影响程度。其他字母所代表含义同公式（6-6）。

（2）A 省各统筹地区绝对价格差异评分方法。

$$AM_j = \sum_{i=1}^{119}\left(10 \times \frac{P_{idj} - P_{idmin}}{P_{idmax} - P_{idmin}} \times \frac{\sum_{j=1}^{12} q_{i1}}{\frac{\sum_{i=1}^{n} q_{i1}}{n}}\right) \qquad (6-13)$$

（3）A 省各统筹地区相对价格差异评分方法。

$$RM_j = \sum_{i=1}^{119}\left(10 \times \frac{P_{rj} - P_{rmin}}{P_{rmax} - P_{rmin}} \times \frac{\sum_{j=1}^{12} q_{i1}}{\frac{\sum_{i=1}^{n} q_{i1}}{n}}\right) \qquad (6-14)$$

公式（6－13）和公式（6－14）中，分别以基于报告期篮子项目实际开展频数为权重来构建医疗服务价格指数模型。权重设计为 $\frac{\sum_{j=1}^{12} q_{i1}}{\frac{\sum_{i=1}^{n} q_{i1}}{n}}$ ，即篮子项目 i 报告期平均开展频数与所有项目报告期平均开展频数的比值。比值越大，说明该篮子项目对地区价差评分越高，从而更好地反映了地区价格差异指数。

6.3.4　马埃价格指数测算模型设计

取基期和报告期篮子项目实际开展频数的平均值作为权重因素纳入简单算术平均指数模型，则得到基于平均频数的价格指数测算模型。由于纳入了项目权重，因而较好地反映了医疗服务价格变化的总体水平。具体如下：

（1）报告期价格指数。

$$K = \frac{\sum_{i=1}^{n} P_{id1} \times \frac{q_{i0} + q_{i1}}{2}}{\sum_{i=1}^{n} P_{id0} \times \frac{q_{i0} + q_{i1}}{2}} \qquad (6-15)$$

公式（6－14）中，q_{i1}、q_{i0}分别为报告期和基期篮子项目 i 的实际开展频次，在这里，取二者平均值，即$\frac{q_{i0} + q_{i1}}{2}$为权重，表示篮子项目价格 i 对整体价格水平的影响程度。其他字母所代表含义同简单算术平均价格指数模型。

（2）A 省各地市绝对价格差异评分方法。

$$AM_j = \sum_{i=1}^{n}\left(10 \times \frac{P_{idj} - P_{idmin}}{P_{idmax} - P_{idmin}} \times \frac{\sum_{j=1}^{12}\frac{q_{i0} + q_{i1}}{2}}{\frac{\sum_{i=1}^{n}\frac{q_{i0} + q_{i1}}{2}}{n}}\right) \quad (6-16)$$

（3）A 省各地市相对价格差异评分方法。

$$RM_j = \sum_{i=1}^{n}\left(10 \times \frac{P_{rj} - P_{rmin}}{P_{rmax} - P_{rmin}} \times \frac{\sum_{j=1}^{12}\frac{q_{i0} + q_{i1}}{2}}{\frac{\sum_{i=1}^{n}\frac{q_{i0} + q_{i1}}{2}}{n}}\right) \quad (6-17)$$

公式（6－16）和公式（6－17）中，分别以基于基期、报告期篮子项目实际开展频数为权重因素来构建医疗服务价格指数模型。权重设计为 $\frac{\sum_{j=1}^{12}\frac{q_{i0} + q_{i1}}{2}}{\frac{\sum_{i=1}^{n}\frac{q_{i0} + q_{i1}}{2}}{n}}$，即篮子项目 i 基期和报告期平均开展频数与所有项目基期和报告期平均开展频数的比值。比值越大，说明该篮子项目对地区价差评分越高，从而更好地反映了地区价格差异指数。

6.4 本章小结

本章的主要目的是优化完善我国医疗服务价格指数测算理论模型。在全面梳理国内外医疗服务价格指数相关理论研究和实践经验基础上，借鉴当前正在施行的《全国编制方法》，并结合 A 省医疗服务价格项目开展实际，主要采用模型法，并结合文献法、数理统计、实地调研和专家咨询等跨学科综合分析方法，研究构建 A 省医疗服务价格指数测算理论模型。

本章提出的测算模型，其主要优点在于增设权重因素，从而充分体现了不同医疗服务项目对价格指数的影响差异。正在全国施行的《全国指数编制方法》基于 124 个医疗服务项目个体价格指数的算术平均数（即 1/124）开展总体指数、分类指数和地区价差测算，并没有考虑不同项目的权重差异，因而难以准确衡量价格总体水平。

本章在梳理国内外有关医疗价格指数测算模型相关文献，结合价格指数相关理论，借鉴典型国家经验结果的基础上，对我国现行医疗服务价格指数编制方法进行细化和完善。通过增加权重因素，遴选样本项目，分别构建拉氏价格指数模型、帕氏价格指数模型以及马埃价格指数模型，进一步提升了模型的科学性和合理性。

7

医疗服务价格指数测算实证研究

7.1 数据来源与方法

7.1.1 数据来源

如前所述，考虑到同《全国指数编制方法》总体上保持一致和鉴于我国医疗服务市场具有明显政府举办与管制特征以及医保战略性购买力量日渐释放，选择各统筹地区医疗保障局制定的医疗服务项目收费价格（即“政府指导价”）作为医疗服务价格[111]。医疗服务项目价格和开展频数等数据信息全部直接来源于A省NC市、JJ市、XY市、GZ市、PX市、SR市、JA市、YC市、JDZ市、HZ市、YT市11个行政地市医疗保障局（含年度、季度和1级、2级、3级医疗机构平均政府指导价）。

此外，本书引用的居民消费价格指数（CPI）、地区生产总值（GDP）、城镇单位就业人员平均工资等数据源自《A 省统计年鉴2021》以及 A 省统计局官方网站公开信息。

7.1.2　篮子项目遴选

借鉴《全国指数编制方法》，结合 A 省常见病、多发病等医疗服务诊治实际，重点遴选使用频率高、费用影响大、覆盖主要学科、具有一定知晓率的医疗服务价格项目作为样本进行测算[112]，涵盖临床手术、中医、康复、护理等 8 类共 119 个项目作为 A 省医疗服务价格指数测算篮子项目。详见附表 2：A 省医疗服务价格指数测算篮子项目一览。

7.1.3　篮子项目价格计算方法

A 省各统筹地区所辖 1 级、2 级、3 级医疗机构的篮子项目 i 的价格分别记为 P_{i1}、P_{i2}、P_{i3}，分别计算辖区内 1 级、2 级、3 级医疗机构单个项目的平均价（$\overline{P_{i1}}$、$\overline{P_{i2}}$、$\overline{P_{i3}}$），取三者平均值为项目 i 的代表价格 P_{id}。年度项目代表价格为 4 个季度项目代表价格的平均值[113]。因省直只报送三级医疗机构政府指导价，所以将省直医疗机构各季度平均价（$\overline{P_{is}}$）作为省直篮子项目代表价格 P_{id}，即省直项目代表价格 $P_{id}=\overline{P_{is}}$，各地区项目代表价格计算见公式（7-1）：

$$P_{id}=(\overline{P_{i1}}、\overline{P_{i2}}、\overline{P_{i3}})/3 \qquad (7-1)$$

其中：

i 为第 i 个篮子项目；

P_{id}为第 i 个篮子项目的价格。

7.1.4 数据采集方法

以 A 省和各地市医疗保障部门制定的医疗服务价格作为计算 MSPI 的数据基础。制定和发放统一的《项目价格报送表》，统一项目名称、编码、计价单位和内涵。收集 A 省 11 个地市和省直统筹地域 1 级、2 级和 3 级代表性医疗机构样本项目的年度、季度收费价格和开展频数等基础数据信息。若同一级别医疗机构有多个价格的，采用该级别医疗机构平均价；若为市场调节价，则以市场监测价格为准。本书以 2018 年为基期（即以 2018 年 MSPI 取值为 100），2022 年为报告期。

7.2 实证分析结果

7.2.1 简单算术平均指数模型测算结果分析

（1）全省 MSPI 指数变动情况。

以 2018 年医疗服务价格为基期水平，2022 年全省医疗服务价格指数（MSPI）为 102.56，全省医疗服务价格总水平上升

2.52%。指数排名前三位的分别是 JA（119.78）、SZ（111.69）和 XY（111.28），排名后三位的分别是 SR（97.59）、YC（94.22）和 JJ（83.09）。详情如图 7－1 所示。

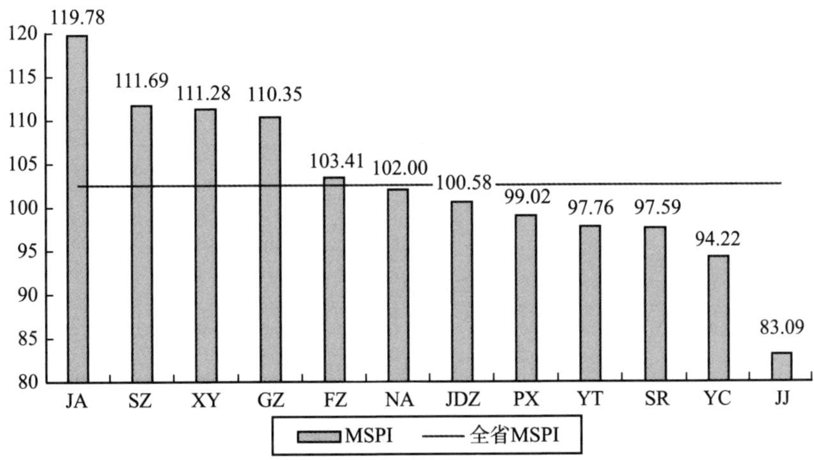

图 7－1　基于简单算术平均指数模型的 2022 年 A 省各区域 MSPI 指数

（2）各类项目 MSPI 指数变动情况。

与 2018 年相比，2022 年全省临床手术类价格上升 4.92%，病理检查类价格上升 4.34%、中医类价格上升 3.83%、康复类价格上升 2.63%、生化检验类价格上升 1.01%、护理类价格上升 0.54%、诊察类价格下降 1.60%、影像检查类价格下降 3.04%，如图 7－2 所示。

（3）区域间价格指数比较情况。

各医保统筹区域各级医疗机构价格水平横向比较。

按照绝对价格水平分析，最高的 5 个地市分别是 JA、SZ、XY、GZ、FZ，最多比中位数高 71%；最低的 5 个地市分别是 JJ、YC、SR、PX、NC，最多比中位数低 72%。

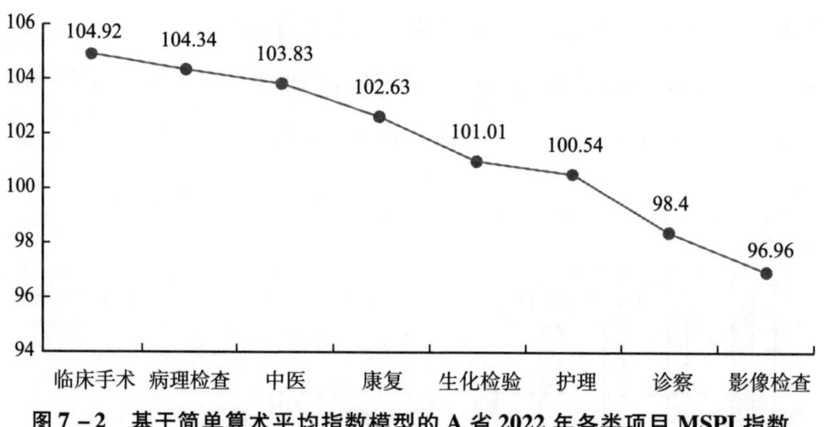

图 7-2　基于简单算术平均指数模型的 A 省 2022 年各类项目 MSPI 指数

按照相对价格水平分析，最高的 5 个地市分别是 GZ、JA、FZ、XY、YT，最多比中位数高 62%；最低的 5 个地市分别是 JJ、NC、JDZ、SZ、SR，最多比中位数低 61%。详情如图 7-3 所示。

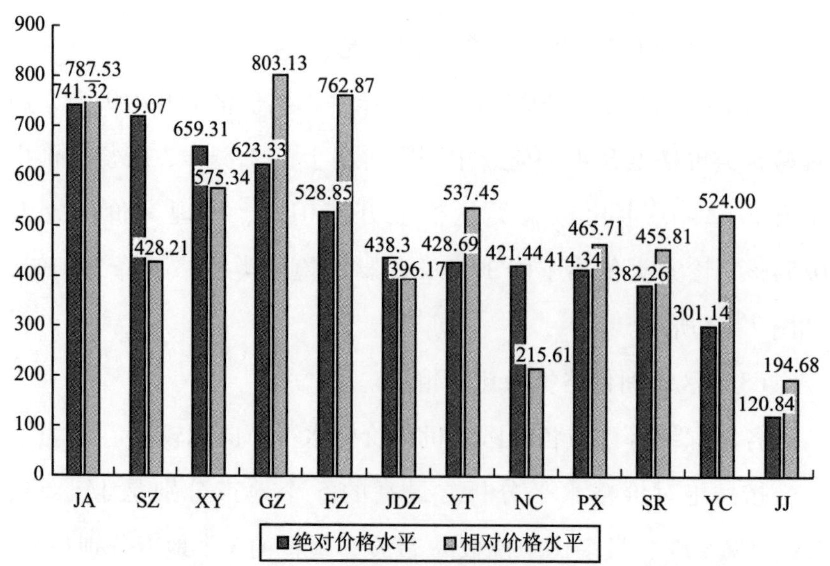

图 7-3　基于简单算术平均指数模型的各区域 2022 年价格差异评分

7.2.2 拉氏价格指数模型测算结果分析

（1）全省 MSPI 指数变动情况。

以拉氏价格指数模型计算[114]，2022 年 A 省 MSPI 为 98.75，医疗服务价格总体水平下降 1.25%。只有四个医保区划 MSPI 指数上升，分别为 SZ（114.75）、XY（108.81）、JA（107.79）和 JDZ（100.14）。NC 市 MSPI 指数为 99.11，排名居中，JJ 市 MSPI 指数为 84.40，降幅最大。详情如图 7－4 所示。

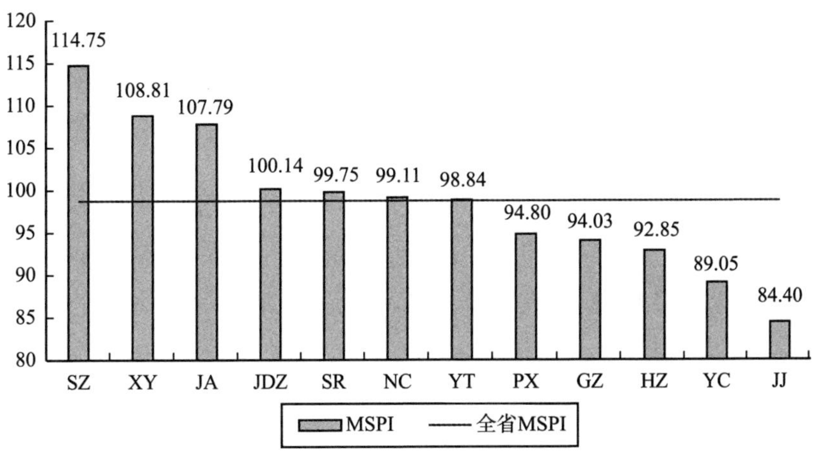

图 7－4　基于拉氏价格指数模型的 2022 年 A 省各区域 MSPI 指数

（2）各类项目 MSPI 指数变动情况。

以拉氏价格指数模型计算，与 2018 年相比，2022 年全省病理检查类价格上升 6.76%、临床手术类价格上升 4.62%、护理类价格上升 2.18%、中医类价格上升 2.01%、生化检验类价格上升 1.91%、康复类价格上升 0.79%、影像检查类价格下降 3.93%、诊察类价格下降 4.33%。详情如图 7－5 所示。

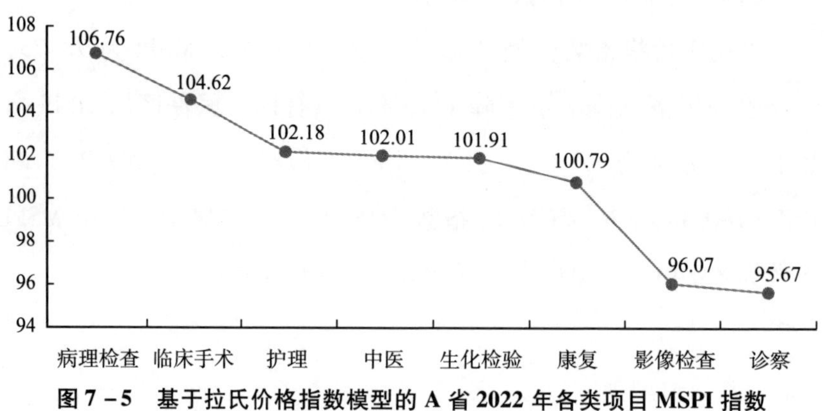

图 7－5　基于拉氏价格指数模型的 A 省 2022 年各类项目 MSPI 指数

（3）区域间价格指数比较情况。

以拉氏价格指数模型计算，各医保区划各级医疗机构价格水平横向比较。具体如下：

按照绝对价格水平分析，最高的 5 个地市分别是 SZ、XY、JA、YT、JDZ，最多比中位数高 72%；最低的 5 个地市分别是 JJ、GZ、FZ、YC、PX，最多比中位数低 72%。

按照相对价格水平分析，最高的 5 个地市分别是 JA、XY、YT、YC、SR，最多比中位数高 44%；最低的 5 个地市分别是 JJ、NC、JDZ、GZ、PX，最多比中位数低 70%。详情如图 7－6 所示。

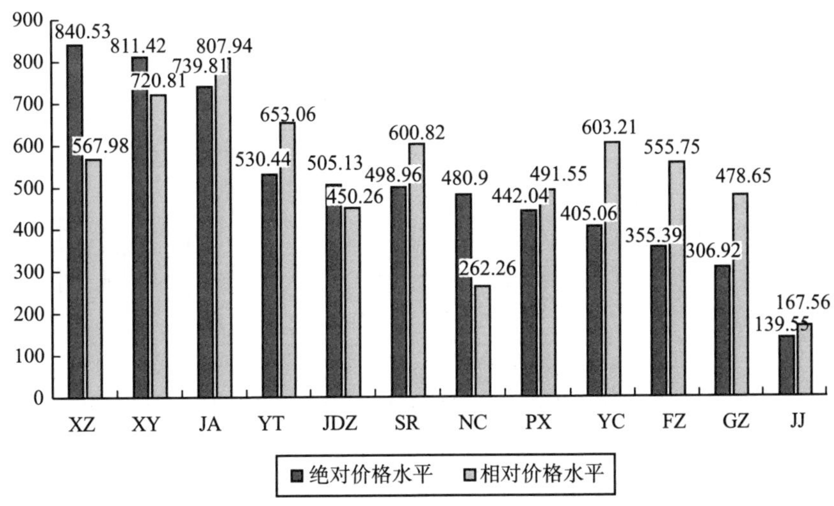

图 7-6 基于拉氏价格指数模型的各区域 2022 年价格评分

7.2.3 帕氏价格指数模型测算结果分析

（1）全省 MSPI 指数变动情况。

以帕氏价格指数模型[115]计算，2022 年 A 省 MSPI 为 99.42，医疗服务价格总体水平下降 0.58%。只有 5 个医保区划 MSPI 指数上升，分别为 SZ（111.70）、XY（109.10）、GZ（101.39）、JA（101.10）和 JDZ（100.96）。NC 市 MSPI 指数为 96.81，排名居中，JJ 市 MSPI 指数为 89.56，降幅最大。详情如图 7-7 所示。

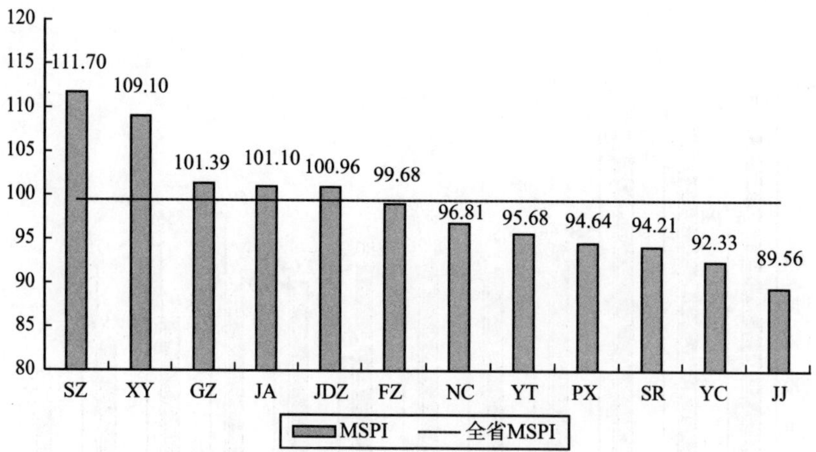

图 7－7　基于帕氏价格指数模型的 2022 年 A 省各区域 MSPI 指数

（2）各类项目 MSPI 指数变动情况。

以帕氏价格指数模型计算，与 2018 年相比，2022 年全省病理检查类价格上升 5.95%、临床手术类价格上升 3.83%、康复类价格上升 3.39%、生化检验类价格上升 2.45%、护理类价格上升 2.10%、中医类价格上升 1.85%、诊察类价格下降 3.30%、影像检查类价格下降 5.27%。详情如图 7－8 所示。

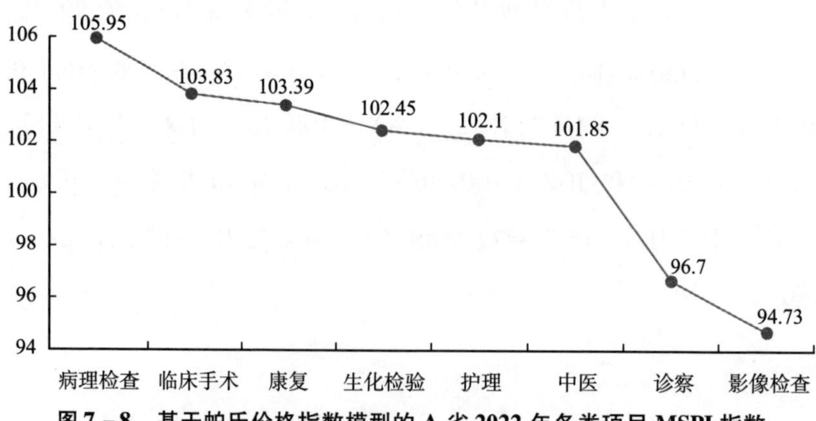

图 7－8　基于帕氏价格指数模型的 A 省 2022 年各类项目 MSPI 指数

（3）区域间价格指数比较情况。

以帕氏价格指数模型计算，各区域价格水平横向比较如下：

按照绝对价格水平分析，最高的 5 个地市分别是 XY、JA、SZ、FZ、YT，最多比中位数高 72%；最低的 5 个地市分别是 JJ、SR、NC、PX、GZ，最多比中位数低 57%。

按照相对价格水平分析，最高的 5 个地市分别是 JA、XY、FZ、YC、GZ，最多比中位数高 60%；最低的 5 个地市分别是 NC、JJ、SR、SZ、JDZ，最多比中位数低 64%。详情如图 7 -9 所示。

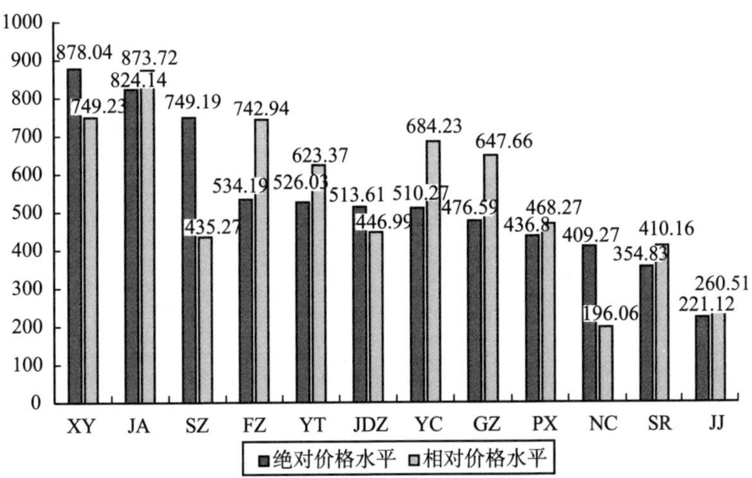

图 7 -9　基于帕氏价格指数模型的各区域 2022 年价格差异评分

7.2.4　马埃价格指数模型测算结果分析

（1）全省 MSPI 指数变动情况。

以马埃价格指数模型[6]计算，2022 年 A 省 MSPI 为 99.26，医疗服务价格总体水平下降 0.74%。只有 5 个医保统筹区域 MSPI 指数上升，分别为 SZ（113.42）、XY（108.96）、GZ（101.38）、JA

(101.10) 和 JDZ (100.76)。NC 市 MSPI 指数为 96.83，排名较靠后，JJ 市 MSPI 指数为 88.92，降幅最大。详情如图 7－10 所示。

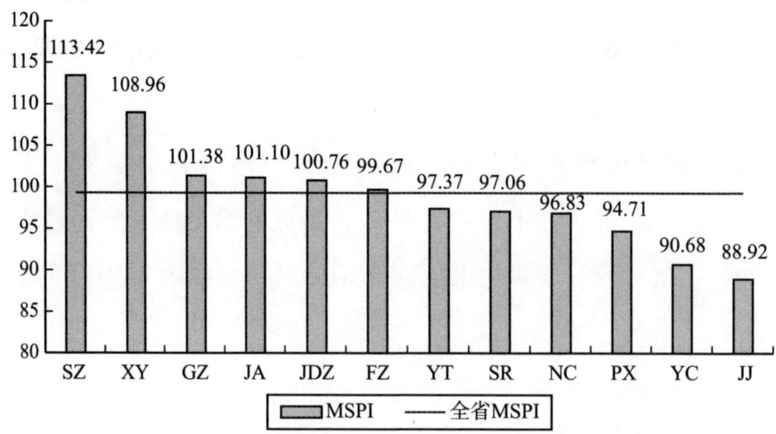

图 7－10　基于马埃价格数指数模型的 2022 年 A 省各区域 MSPI 指数

(2) 各类项目 MSPI 指数变动情况。

以马埃价格指数模型计算，与 2018 年相比，2022 年全省病理检查类价格上升 6.10%、临床手术类价格上升 4.01%、生化检验类价格上升 2.34%、护理类价格上升 2.12%、康复类价格上升 2.00%、中医类价格上升 1.88%、诊察类价格下降 3.52%、影像检查类价格下降 5.09%。详情如图 7－11 所示。

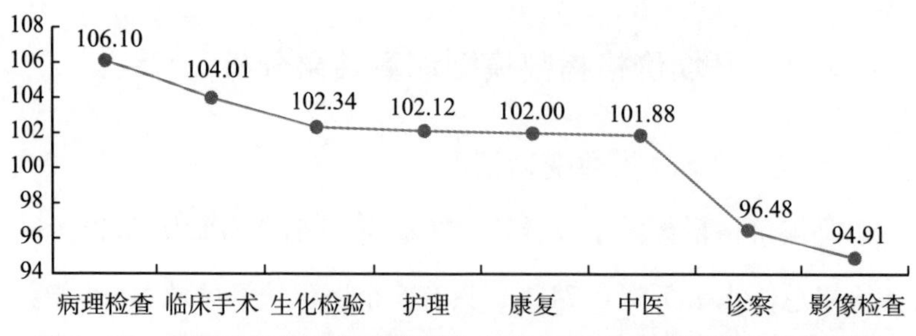

图 7－11　基于马埃价格指数模型的 A 省 2022 年各类项目 MSPI 指数

（3）区域间价格指数比较情况。

以马埃价格指数模型计算，各医保区划各级医疗机构价格水平横向比较。

按照绝对价格水平分析，最高的5个地市分别是XY、JA、SZ、YT、JDZ，最多比中位数高78%；最低的5个地市分别是JJ、SR、GZ、NC、PX，最多比中位数低59%。

按照相对价格水平分析，最高的5个地市分别是JA、XY、FZ、YC、GZ，最多比中位数高55%；最低的5个地市分别是NC、JJ、JDZ、SR、SZ，最多比中位数低61%。详情如图7－12所示。

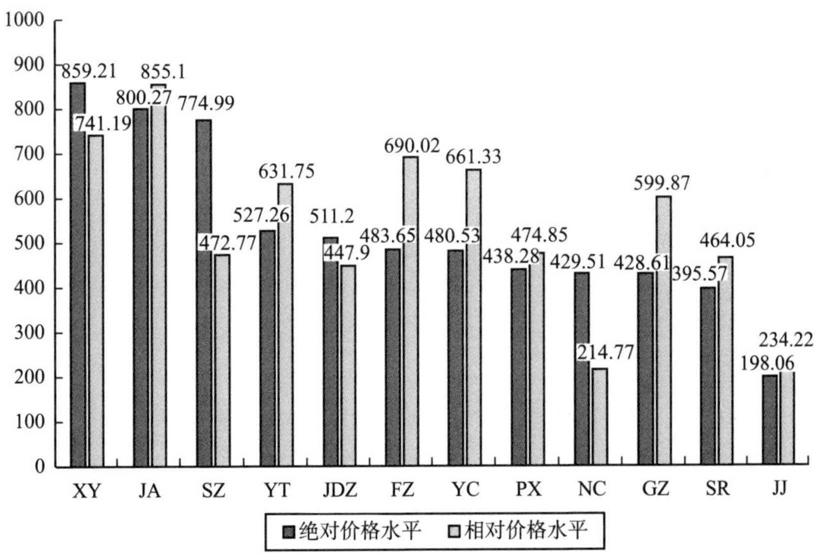

图7－12　基于马埃价格指数模型的各区域2022年价格差异评分

7.3 结果比较分析

7.3.1 总体 MSPI 结果比较

（1）不同价格指数模型间的差异性结果。

如表 7-1 所示，在 MSPI 指数具体数值大小方面，简单算术平均指数模型（无权重）下，FZ 市和 NC 市医疗服务价格水平呈上升趋势（分别为 103.41 和 102.00），但在其他三类价格指数模型中，两市医疗服务价格水平都呈现下降趋势（FZ 市 MSPI 分别为 92.85、99.68 和 99.67；NC 市 MSPI 分别为 99.11、96.81 和 96.83）；全省 MSPI 也呈现同样的结果，即基于简单算术平均指数模型的测算结果偏大（大于 100，为 102.56），而基于其他三种模型的测算结果均偏小（均小于 100），说明不考虑项目权重会拉抬价格指数。

表 7-1　不同价格指数模型的各统筹地区 MSPI 结果比较

排名	简单算术平均指数		拉氏价格指数		帕氏价格指数		马埃价格指数	
	统筹地区	指数	统筹地区	指数	统筹地区	指数	统筹地区	指数
1	JA	119.78	SZ	114.75	SZ	111.70	SZ	113.42
2	SZ	111.69	XY	108.81	XY	109.10	XY	108.96

续表

排名	简单算术平均指数		拉氏价格指数		帕氏价格指数		马埃价格指数	
	统筹地区	指数	统筹地区	指数	统筹地区	指数	统筹地区	指数
3	XY	111.28	JA	107.79	**GZ**	**101.39**	**GZ**	**101.38**
4	**GZ**	**110.35**	JDZ	100.14	JA	101.10	JA	101.10
5	**FZ**	**103.41**	SR	99.75	JDZ	100.96	JDZ	100.76
6	**NC**	**102.00**	**NC**	**99.11**	**FZ**	**99.68**	**FZ**	**99.67**
7	JDZ	100.58	YT	98.84	**NC**	**96.81**	YT	97.37
8	PX	99.02	PX	94.80	YT	95.68	SR	97.06
9	YT	97.76	**GZ**	**94.03**	PX	94.64	**NC**	**96.83**
10	SR	97.59	**FZ**	**92.85**	SR	94.21	PX	94.71
11	YC	94.22	YC	89.05	YC	92.33	YC	90.68
12	JJ	83.09	JJ	84.40	JJ	89.56	JJ	88.92

GZ 市医疗服务价格水平在简单算术平均指数模型（无权重）、帕氏价格指数模型、马埃价格指数模型中呈上升趋势（MSPI 分别为 110.35、101.39 和 101.38），但基于拉氏价格指数模型的测算呈现下降趋势（94.03）。

在 MSPI 指数排名方面，拉氏价格指数模型下，GZ 市和 FZ 市 MSPI 排名靠后（排名分别为第 9 和第 10 名），在其他三种模型下排名靠前：GZ 市 MSPI 排名分别为第 4、第 3 和第 3 名，FZ 市 MSPI 排名分别为第 5、第 6 和第 6 名；而 SR 市 MSPI 在拉氏价格指数模型下排名第 5 名，在其他三种价格指数模型下排名却靠后（分别排名第 10、第 10 和第 8 名）。

（2）不同价格指数模型间的相似性结果。

如表4－1所示，在四种价格指数模型下，除GZ市、FZ市和SR市外，A省其他医保统筹区域MSPI价格指数排名无显著变化：JA市、SZ市和XY市MSPI排名均显著靠前；YC市和JJ市MSPI排名保持不变；NC市、JDZ市、PX市和YT市MSPI排名总体维持均等水平。

7.3.2 分类MSPI指数比较

（1）不同价格指数模型间的差异性结果。

如表7－2所示，在分类价格指数中，中医类MSPI在简单算术平均指数模型（无权重）下排名第3名，在帕氏价格指数模型和马埃价格指数模型下排名较靠后（排名均为第6名）；护理类MSPI在拉氏价格指数模型下排名较靠前（第3名），在简单算术平均指数模型（无权重）下排名最靠后（第6名）。

表7－2　　不同价格指数模型的分类MSPI指数比较

排名	简单算术平均指数		拉氏价格指数		帕氏价格指数		马埃价格指数	
	项目类型	分类MSPI	项目类型	分类MSPI	项目类型	分类MSPI	项目类型	分类MSPI
1	临床手术	104.92	病理检查	106.76	病理检查	105.95	病理检查	106.10
2	病理检查	104.34	临床手术	104.62	临床手术	103.83	临床手术	104.01
3	**中医**	**103.83**	**护理**	**102.18**	康复	103.39	生化检验	102.34
4	康复	102.63	**中医**	**102.01**	生化检验	102.45	**护理**	**102.12**
5	生化检验	101.01	生化检验	101.91	**护理**	**102.10**	康复	102.00

续表

排名	简单算术平均指数		拉氏价格指数		帕氏价格指数		马埃价格指数	
	项目类型	分类 MSPI	项目类型	分类 MSPI	项目类型	分类 MSPI	项目类型	分类 MSPI
6	**护理**	**100.54**	康复	100.79	**中医**	**101.85**	**中医**	**101.88**
7	诊察	98.40	影像检查	96.07	诊察	96.70	诊察	96.48
8	影像检查	96.96	诊察	95.67	影像检查	94.73	影像检查	94.91

（2）不同价格指数模型间的相似性结果。

总体来看，各模型下的分类价格指数的价格水平变化趋于一致。如表 7－2 所示，在四种价格指数模型下，临床手术类和病理检查类 MSPI 排名均靠前；诊察类和影像检查类价格水平均实现负增长。

7.3.3 区域间价格水平排名比较

（1）不同价格指数模型间的差异性结果。

如表 7－3 和表 7－4 所示，在区域价格指数情况中，GZ 市的价格水平差异较大。按绝对价格水平排名，依据简单算术平均指数模型（无权重），GZ 市排名较靠前（排第 4 名），但在其他价格指数模型下，排名却靠后，分别排第 11、第 8 和第 10 名；按相对价格水平排名，GZ 市在简单算术平均指数模型（无权重）下，排第 1 名，在其他三种价格指数模型下，排名分别为第 9、第 5 和第 5 名。由此可见，在医疗服务价格指数模型构建上是否考虑权重因素，会使有些地区价格水平排名发生巨大变化[117]。

表 7-3　不同价格指数模型的区域间绝对价格水平排名比较

统筹地区	绝对价格水平排名			
	简单算术平均指数	拉氏价格指数	帕氏价格指数	马埃价格指数
JA	1	3	2	2
SZ	2	1	3	3
XY	3	2	1	1
GZ	**4**	**11**	**8**	**10**
FZ	5	10	4	6
JDZ	6	5	6	5
YT	7	4	5	4
NC	8	7	10	9
PX	9	8	9	8
SR	10	6	11	11
YC	11	9	7	7
JJ	12	12	12	12

表 7-4　不同价格指数模型的区域间相对价格水平排名比较

统筹地区	相对价格水平排名			
	简单算术平均指数	拉氏价格指数	帕氏价格指数	马埃价格指数
GZ	**1**	**9**	**5**	**5**
JA	2	1	1	1
FZ	3	7	3	3
XY	4	2	2	2
YT	5	3	6	6
YC	6	4	4	4
PX	7	8	7	7

续表

统筹地区	相对价格水平排名			
	简单算术平均指数	拉氏价格指数	帕氏价格指数	马埃价格指数
SR	8	5	10	10
SZ	9	6	9	9
JDZ	10	10	8	8
NC	11	11	12	12
JJ	12	12	11	11

（2）不同价格指数模型间的相似性结果。

总体来看，区域间价格水平排名差异较小。除 GZ 市外，其他地区绝对价格水平排名和相对价格水平排名在四种不同价格指数模型下均保持较稳定的上下浮动。这说明当前国家医保局提出的理论模型相对可行，具有相当程度的参考价值。

综上所述，指数更新权重后，MSPI 结果总体上差别不大，但部分统筹地区 MSPI 测算结果、医疗服务价格水平和统筹地区价格水平排名具有一定差异，且不同价格指数模型会对医疗服务价格水平浮动产生质的变化。如按四种不同方法测算价格指数[118]，全省 MSPI 分别为 102.56、98.75、99.42 和 99.26；NC 市 MSPI 分别为 102.00、99.11、96.81 和 96.83。分类项目中，只有简单算术平均指数模型（无权重）中有 3 类项目价格下降，分别是生化检验类、诊察类和影像检查类，其他计算方法中只有诊察类和影像检查类价格下降。在绝对和相对价格水平得分排名中，以四种模型计算，SZ 市在绝对价格水平中分别排第 2 名、第 1

名、第3名和第3名，在相对价格水平中分别排第9名、第6名、第9名和第9名。

纵观四种价格指数模型，增加权重的模型更加精准科学，更能判断价格水平变化方向。因此在未来医疗服务价格指数模型设计中，应考虑权重等重要因素，进一步完善模型设计，使其更好发挥对医疗服务价格水平的监测作用[119]。

7.4 本章小结

首先，本章以A省为例，不仅进一步检验和校正了医疗服务价格指数测算理论模型的科学性，而且为省域医疗服务价格指数编制测算工作实际操作示范。

当前基于全国层级、单个城市层级和单个医院层级的价格指数研究比较深入，但系统化的省域医疗服务价格指数实证分析比较少见。基于A省医疗服务项目价格施行实际数据信息，按照“费用高、频数大、知晓度强”的样本项目优选原则，最终遴选了119个项目并采集了相应价格数据信息。在此基础上，以2018年为基期，2022年为报告期，分别采用简单算术平均指数模型(即“全国指数编制方法”)、拉氏价格指数模型、帕氏价格指数模型和加权综合价格指数模型对A省总体指数、分类价格指数和地区价差变动情况进行实证研究。整个实证分析过程比较清晰、测算步骤较简单、测算思路较明确、测算数据较易获得。四种模型测算结果总体上趋于一致，但部分统筹地区总体价格指数和价差得分排名仍存在显著差异。说明当前正在全国施行的《全国指数编制方法》总体上有效，但仍有进一步提升空间。纳入权重后，指数测算更加精准科学。而基于马埃价格指数模型的测算结果相对更为准确和可靠。

其次，基于实证分析结果，结合地方经济与社会发展指标，对 A 省及各统筹地区医疗服务价格水平进行了总体分析和比较分析，准确反映了全省医疗服务价格水平动态变化，为全省价格统筹管理提供了坚实的数据支撑。

2022 年 A 省总体医疗服务价格指数平均增速（基于四种模型的测算结果平均数，即“ -0. 01% ”）远低于居民可支配收入增速（29. 21% ），说明未来调价空间较为充足。临床手术类、中医类等技术劳务占比较高的医疗项目价格指数增加明显，分别为 4. 34% 和 2. 26% ，远高于平均水平 -0. 01% ，而影像检查类项目价格指数则明显下降，平均增速为 -4. 34% ，表明依赖仪器设备、物耗成本较高项目的价格水平有一定程度下降，全省医疗服务项目之间相对比价有所改善，调价政策效果已有初步显现，医疗机构收入结构进一步优化。部分经济较为发达地市价格水平得分较低（如 JJ 市，绝对和相对价格水平得分均排名垫底，第 12 名），而欠发达地市却排名靠前（如 JA 市，排名前 3），说明 A 省各地市医疗服务价格与其经济发展水平不匹配，亟待强化全省价格统筹管理，消除或减少地区差异。

8

医疗服务价格治理政策建议

8.1 医疗服务价格动态调整策略分析

8.1.1 医疗服务价格动态调整的背景[120]

由于历史原因我国医疗服务价格调整长期处于滞后状态，许多省份价格调整周期过长甚至长期未作调整，价格杠杆引领作用比较有限。2009 年新医改方案提出取消广受诟病的药品加成制度并配套调整医疗服务价格。在随后几年政府的强力推动下，各地取消药品加成并调整医疗服务价格工作高效而有序推进。随着 2015 年全国县级公立医院全面取消药品加成且开展城市公立医院取消药品加成试点，作为配套政策的调整医疗服务价格逐渐落地。同时，建立公立医院医疗服务价格动态调整机制逐渐提上了议事日程。2015 年出台的《国务院办公厅关于全面推开县级公立医院综合改革的实施意见》《国务院办公厅关于城市公立医院综合改革试点的指导意见》《中共中央 国务院关于推进价格机制改革的若干意见》等文件均提到：建立以成本和收入结构变化为基础的价格动态调整机制。公立医院医疗服务价格作为政府定价或政府指导价项目，在一定时期内是固定不变的，但是鉴于公立医院成本、地方经济发展、物价水平和城乡居民收入等因素的变化，公立医院医疗服务价格保持固定不变既不合理也不科学，因此，客观上需要构建医疗服务价格动态调整机制。

继提出以成本和收入结构为基础的价格动态调整之后，2021年5月，中央全面深化改革委员会审议通过了《深化医疗服务价格改革试点方案》，提出建立灵敏有度的价格动态调整机制，明确调价启动条件和约束条件。2021年8月25日，国家医保局、国家卫生健康委、国家发展改革委、财政部、人力资源和社会保障部、市场监管总局、国家中医药局、国家药监局8部委发布的《深化医疗服务价格改革试点方案》则对医疗服务价格动态调整进行了细化，提出：探索政府指导和公立医疗机构参与相结合的价格形成机制，充分发挥公立医疗机构专业优势，合理确定医疗服务价格。建立灵敏有度的价格动态调整机制，明确调价的启动条件和约束条件，发挥价格合理补偿功能，稳定调价预期、理顺比价关系，确保群众负担总体稳定、医保基金可承受、公立医疗机构健康发展可持续。强化大数据和信息化支撑作用，加强公立医疗机构价格监测评估考核，确保价格机制稳定运行。坚持系统观念，统筹推进公立医院补偿机制、分级诊疗、医疗控费、医保支付等相关改革，完善激励约束机制，增强改革的系统性、整体性、协同性，形成综合效应。将医疗服务价格项目分为通用型医疗服务项目和复杂型医疗服务项目，其中通用型医疗服务项目基准价格参照城镇单位就业人员平均工资、居民消费价格指数变化进行定期评估、动态调整。城镇单位就业人员平均工资累计增幅达到触发标准、居民消费价格指数低于一定水平的，按规则调整基准价格。复杂型医疗服务项目定期评估调整，通过建立健全调价综合评估指标体系，将医药卫生费用增长、医疗服务收入结构、要素成本变化、药品和医用耗材费用占比、大型设备收入占比、医务人员平均薪酬水平、医保基金收支结余、患者自付水平、居民消费价格指数等指标列入评估范围，明确动态调整的触发标准和限制标准。定期开展调价评估，符合标准时集中启动和受理公立医疗机构提出的价格建议。2021 年 11 月 24 日，国家医疗保障局决定在赣州、苏州、厦门、唐山、乐山 5 个城市进行深化医疗服务价格改革试点，其重点之一即是构建医疗服务价格动态调整机制。截至 2023 年底，部分省份已经出台省级层面的医疗服务价格动态调整实施方案。

2022 年 5 月 9 日，赣州市出台的《深化医疗服务价格改革试点方案的通知》提出：年度价格调整总量的具体增长系数按照上一年度该市国内生产总值（GDP）增长率、人均可支配收入增长率、公立医疗机构医疗费用增长率、医保基金筹资增幅、统筹基金可支付月数等指标确定。2022 年 5 月 25 日发布的《国务院办公厅关于印发深化医药卫生体制改革 2022 年重点工作任务的通知》则进一步强调了推进医疗服务价格改革。

8.1.2 医疗服务价格动态调整的动因

由于医疗服务的特殊性，难以形成有效的市场价格体系，需要政府定价以避免市场失灵。但政府定价并不是完全排斥市场在资源配置中的作用，因此尝试建立起像油价联动那样的价格传递机制，即在市场价格形成基础上的政府价格动态调整机制，是当前医疗服务价格理论研究和实践中正在探索的新路子。探索医疗服务价格动态调整机制，首先需要探索影响医疗服务价格变化的因素。从当前来看，主要有以下几个方面[121-122]。

（1）成本。

由于我国公立医院的公益性特点，政府只要求公立医院整体上保持盈亏平衡。因此，总成本大致等于总收入。成本也就成了医疗服务定价的基础。同时，根据马克思政治经济学原理，商品价格由商品价值决定，价值由生产商品的社会必要劳动时间决定，社会必要劳动时间指在现有社会正常的生产条件下，在社会平均的劳动熟练程度和劳动强度下，制造某种使用价值所需要的劳动时间。即某种商品的价值由该商品的所有生产企业的平均劳动时间所决定。公立医院不追求利润，因此不存在剩余劳动时间，社会必要劳动时间就构成了医疗服务价值，医疗服务价值决定医疗服务价格。

由于公立医院结构复杂、成本标准化程度低、成本归属关系难以厘清，要精确计算出各医疗服务项目成本有一定难度。在应用医疗服务成本定价和动态调整价格的过程中，需要留意医疗服务宏观管理与微观管理目标之间的矛盾。政府医疗服务宏观管理的目标是全民健康，希望民众少生病不生病，而医疗机构微观管理的目标是增加医疗服务供给和收入，做大做强，这种背离提醒政府在动态调整医疗服务价格时谨慎选择成本数据作为医疗服务价格的依据。否则，公立医院具有较强动机利用信息不对称做大成本从而不断推高医疗服务价格。

（2）一般物价水平。

一般物价水平也叫一般价格水平，是指一个国家或地区在一定时期（如年、季、月）内全社会所有商品和服务价格变动状态的平均或综合，一般用价格指数来度量。物价水平可以反映一定时期内社会商品和服务价格的平均变动情况，在市场经济条件下可以传递到各行各业、方方面面，可以真实反映供需状况和货币投放情况，老百姓收入和医疗机构各项成本也会随着一般物价水平变化而变化。但是医疗服务价格是政府定价，一般物价波动无法直接传递到医疗服务市场，反映市场供求，因此需要政府在动态调整医疗服务价格时加以考虑。

在具体应用一般物价水平动态调整医疗服务价格时需要注意：不能采用医疗服务行业价格水平作为医疗服务定价依据。否则，由医疗服务价格自身水平去决定医疗服务价格在逻辑上存在矛盾。

（3）城乡居民收入水平。

城乡居民收入水平的提高一方面意味着作为城乡居民一员的医院工作人员收入同步提升，医院整体运营成本在增加，自然也就有调整医疗服务价格的需求；另一方面也意味着百姓购买能力的提升，通常情况下，作为付费方，患者收入水平的提高同时提高了其疾病经济负担水平，能够承担更多数量和更高价格的医疗卫生服务，提升了医疗服务需求。当然，城乡居民收入水平的提高并不必然要求医疗服务价格上涨，公立医院也需要提供更加高质量的医疗服务产品，提升患者就医体验和服务水平，争取用优秀的质量获取美好的价格。

（4）公立医院运营状况和医保承受能力。

在市场经济条件下，运营单位犹如一个黑箱，外部市场是无法掌握运营单位的内部信息的，只能通过观察运营单位的产出从而推测出其运行状况和效率。把公立医院运营状况作为医疗服务价格动态调整的一个重要因素是因为医疗服务的特殊性和我国公立医院还不是独立完整的法人治理，公立医院在投资、运营、组织、人事和薪酬分配等诸多方面还受制于其他政府部门，没有独立的决策权。为了维持公立医院的平稳运行并兼顾社会公益性目标，才把医院运营状况纳入价格动态调整的因子。

同理，医保基金是否有持续支付能力与公立医院价格间本身没有必然联系。但基于目前我国医保充当钱袋子的功能仍然较强，还没有牵住医疗服务改革的牛鼻子，在防止公立医院不合理费用方面发挥的作用不强等基本实际，选择医保基金支付能力与医疗服务价格调整联动也只是权宜之计。

（5）地方社会经济发展水平和财政负担能力。

不同地区经济发展水平、人群收入水平、消费观念和支付能力上有差异，医疗服务价格调整要考虑地区经济发展水平因素。在一个省份中，经济发达地区的医疗收费标准，可略高于经济条件较差的地区，以适应人们心理经济承受能力。医疗服务价格调整后，公立医院如果收不抵支，往往涉及各级财政的持续投入责任，安排财政专项资金，支持公立医院综合改革，确保公立医院良性运行。财政补偿与医疗服务价格制定呈反比例关系，即财政补偿越高，医疗服务价格标准越低；反之，财政补偿越低，医疗服务价格标准应适当提高，使其接近服务项目的成本[35]。

8.1.3 医疗服务价格动态调整面临的挑战

（1）触发条件、启动条件和约束条件设定的科学依据有待进一步夯实[123]。

从现有各省市试点方案来看，大都设置了以地方经济发展、物价总水平、城镇在岗职工工资水平、医疗机构运营状况、医保基金可支付月数、公立医院职工和患者满意度等指标作为触发条件、启动条件和约束条件，但具体的指标各不相同。从影响医疗服务价格的定性角度看，有一定逻辑。但是如果从定量的角度分析会发现，以5%或10%作为触发条件缺乏客观科学依据，为什么一定是达到5%或者10%才开始调整，部分指标或者某单一指标触发或者变动是否需要调整。各定量调整指标权重的设置及合理性如何？例如：一般物价水平这个指标，假如超过5%即触发价格调整，那么也需要考虑一般物价水平和医疗服务价格水平之间的相关性，这样才能正确测算出价格传递强度，便于确定权重。这些问题仍然有待解决。

（2）医疗服务价格动态调整的激励约束作用发挥有待进一步提高。

从山西省医疗服务价格动态调整试点的情况来看，价格动态调整执行以后，公立医院人员支出在公立医院总支出中的占比仍然在减少而药品耗材支出占比仍然在增加，这种结果并不符合政府医疗服务价格改革的初衷。政府希望通过医疗服务价格调整，提高医务人员技术劳务价值，保持医疗服务价格水平的合理性并且动态调整以及时反映价格调整动因的变化，最终提高医务人员技术劳务价值和收入待遇水平以激励医生少开药少用耗材，把精力放到提高医疗技术水平和治疗效果上，让患者尽可能少花钱或者花的钱物有所值，政府也能够从控制费用和提高宏观卫生绩效上获益，实现医、管、患三者利益共赢。但从当前试点情况来看，公立医院内部的激励约束机制仍然没有发生根本性的变革，医疗服务价格动态调整仍然没有能够扭转公立医院依靠药品和耗材的趋势，仍然没有能够改变医生过度治疗、过度检查的激励机制。

从当前医疗服务价格动态调整机制来看，公立医院和医生虽然无法控制医疗服务价格，但是却可以利用信息优势和垄断特性去改变医疗服务数量，从而总体上推高患者疾病经济负担。因此，如何以医疗服务价格动态调整为契机，建立起合理有效的动态激励机制，抓住医疗费用负担的牛鼻子，从总体上降低患者疾病经济负担才是医疗服务价格改革的目标和初衷。

（3）医疗服务价格动态调整的基础仍然需要加强。

医疗服务价格动态调整是在原有医疗服务定价基础上，根据物价、成本、公立医院运营和医保支付能力等方面的变动情况进行一定幅度变动。然而，基于历史和现实的困难，我国相当多地区现行价格本身就不合理，除了部分项目多年未调整，明显与地方经济发展、城乡居民人均可支配收入、公立医院运营成本不一致外，同一个项目全国各省差距巨大。根据统计，个别项目价格相差几倍甚至十几倍之多，说明至少有部分地方医疗服务价格的制定本身就不合理，如果现有基础性医疗服务价格本就不合理，即使是再科学的动态调整机制和方案，也不可能调整出合理的价格来。

因此，解决存量医疗服务项目定价合理性问题是当前医疗服务价格动态调整策略的有限项。

8.1.4 医疗服务价格动态调整策略

（1）优先解决存量问题。

从医疗服务价格动态调整的实施路径来看，部分地区，如上海，选择了小步快走，部分地区一次到位。但从多数省份的实际情况来看，由于医疗服务价格调整的力度和频率不足，公立医院现执行价格与公立医院平均实际运营成本相比部分项目差别较大，因此建议优先解决存量问题，通过结构调整把价格调整到整体合理水平。

（2）个别调整与普遍调整相结合。

从具体的医疗服务价格动态调整实施方式来看，有个别调整和普遍调整两种策略。个别调整是根据医疗服务项目定价模型计算出的理论价格与实际运行价格相比较，实际运行价格偏低或者偏高幅度过大，需要进行个别调整。普遍调整是根据启动条件、触发条件和约束条件对医疗服务价格总水平进行普遍的、平均的调整。也可以按照总量稳定、结果调整的原则，在费用总量增长幅度稳定的前提下，对个别项目进行结构性调整。

（3）研制科学合理的价格动态变化指数。

当前国家政策文件和各地执行方案都只有启动条件、触发条件和约束条件指标，相当于只是有了门槛和天花板，但是具体怎么联动，当触发了指标时，医疗服务价格总量和增量上如何调整，具体方案、模型和指标尚需进一步完善。如果能够研制科学合理的价格动态变化指数，将价格动因指标和调价指标从量上联动起来，形成紧密联系、快速响应的动态调整机制，就能够更为迅捷地把各动因反映到价格上去。

（4）建立医疗服务价格项目目录动态调整机制[124]。

医疗服务价格项目从《全国医疗服务价格项目规范（2001版）》的4170项到《全国医疗服务价格项目规范（2012版）》的9360项，十年间项目数量增加了一倍有余，加上不断增补的地方新增项目，医疗服务价格项目数量近些年一直在快速增加，这对于公立医院及时应用诊疗新技术、新方法和新设备，提高患者就诊体验和疾病诊疗质量起到了巨大的推动作用。同时，部分医疗服务项目由于副作用大、性价比低、治疗效果不明显或者已经被新技术替代等原因逐渐被临床医生弃用，个别医疗服务项目甚至已经多年未开展过。因此，建议政府主管部门建立医疗服务价格项目目录动态调整机制，在及时纳入技术先进、创新性和高性价比项目的同时，把临床上已经淘汰不再开展的项目从目录中清理出去，维持项目目录的整体适用性和动态性。

8.2 医疗服务项目政府定价政策建议

第一，实时完善医疗服务项目内涵。

医疗服务项目内涵影响着项目耗费资源的数量与类型，进而影响定价的范围和边界[125]。通过文献梳理和现场调研发现，部分医疗服务项目内涵存在地域差异，多数省份各公立医院医疗服务项目内涵亟待规范统一。

应适时完善各省市医疗服务项目内涵，保障医疗服务定价的规范性和合理性。若国家价格项目规范中有明确规定，则遵循国家标准内涵；若没有国家标准或国家标准不明确，则可以在参考全国其他省市项目内涵的基础上，结合各省市情，充分听取医疗机构建议，选择确定医疗服务项目内涵。

第二，构建定价数据库。

医疗服务价格测定需要以医疗机构医疗服务项目实际资源消耗数量、规格、单价和使用时间等为数据支撑。调研发现，部分医疗机构填报的人力资源耗费数量、类型数据与国家标准耗费不一致，同一项目不同医疗机构填报的设备、耗材、药品、试剂消耗数量、类型有所差异甚至差别较大，对应申报单价与国家集中采购价、市场即时价格也存在一定程度差异。这种不一致可能是因为国家标准与地方实践不一致，也可能是因为医院填报人员与临床科室医生沟通不够充分，但都增加了医疗机构项目申报的难度和政府审核的成本。

为了减少政府监管机构与医疗机构的信息不对称，建立基于江西地方实践的医疗服务价格体系，建议构建各省市医疗服务定价数据库。数据库主要内容应包括：一是各省市现行医疗服务项目编码、内涵、人力资源消耗、时间等国家标准数据和地方标准数据，药品、试剂、耗材等耗费数量、单价的地方标准。二是地方经济发展水平、一般物价水平、公立医院收入结构、药占比、人员支出占比、各等级各类别工作人员薪酬和实际报销比例数据等。三是其他影响公立医院医疗服务定价的因素。

第三，建立基于第三方的医疗服务价格评价机制[126]。

近些年，各省市在取消药品加成并配套调整医疗服务价格之后，还进行了部分项目价格的局部调整。政府价格政策制定和执行后，效果如何？是否达成了政策目标？需要政府及时进行效果评价。建议建立基于第三方的医疗服务价格评价机制，主要评价以下三个方面：一是医疗服务价格调整对公立医院平稳运营、医生收入、患者疾病经济负担的影响。二是医疗服务价格调整对医院收入结构、医生处方行为、患者就医选择等产生的影响及其机制。价格调整是否对医院管理、医生处方行为和患者就医行为选择产生了激励约束作用。三是评价医疗投入产出效果（医疗价值）。医疗服务价格改革同其他改革一样，期望能够通过价格杠杆作用提高医疗机构运行效率、百姓就医获得感和保障就医公平性。政府通过跟踪评价，可以发现政策执行效果，并及时对政策进行合理调整。

第四，完善新增医疗服务项目定价机制。

医疗服务能力提升主要体现在现有医疗服务项目诊疗能力和新医疗服务项目供给等方面。为进一步激励医疗机构和医务人员不断提高医疗服务能力，更好实现大病不出省、有效解决人民群众疾病负担等目标，需要进一步完善激励机制，鼓励医疗机构和医务人员努力提高治疗各种疾病尤其是本省尚不能开展的医疗服务项目的能力。建议完善新增医疗服务项目定价程序和机制，为医疗机构和医务人员开展新医疗服务项目提供激励和指导，鼓励医疗机构在不断提高现有医疗服务项目服务水平基础上，积极开展新医疗服务项目的研究和供给。

8.3 医疗服务价格指数编制政策建议

第一，完善省域医疗服务价格指数编制方法。

一方面，我国不同地区医疗服务项目开展频数会呈现地域差异，不同地区应选择不同内容的样本项目，而且同一项目的权重也应各不相同，为此，应动态调整篮子项目，从而体现地域特征[127]；另一方面，从理论上来讲，设计权重的模型相对来说更加精确，更能代表医疗服务价格水平变化，科学合理反映不同项目在价格指数中贡献的大小，从而更为真实地反映地方医疗服务价格水平。马埃价格指数模型综合了基期和报告期两期的项目开展频次，因此更具科学性与和合理性，由此建议在省域医疗服务价格指数测算中可以优先采用此方法进行测算编制。

第二，加快医疗服务价格动态调整步伐[128]。

根据国家和各省市关于医疗服务价格动态调整相关文件要求，逐步加快医疗服务价格动态调整步伐，建立科学确定、动态调整的医疗服务价格形成机制。同时建立医疗服务价格调整的联动机制。明确启动条件和约束条件，健全和统一调整程序、规则和指标体系，及时在总量范围内有升有降，进一步调整医疗服务价格，并逐步理顺区域间比价关系，优化医疗服务价格结构，支持薄弱学科、基层医疗机构和中医医疗服务发展，用好用足各统筹地区医疗服务价格调价空间。

第三，督促价格指数测算结果在医疗卫生领域的应用。

为掌握全省以及各地市医疗服务价格变化趋势，衡量医疗卫生服务产出和效率，应借鉴本书指数测算模型并据此开展全省价格指数编制测算。同时，应督促全省各区域主动、积极、及时将指数结果纳入医疗服务价格后续调整改革指标体系，指导价格动态调整改革政策，助推出台稳健医疗服务价格总量调控和动态调整措施，从而充分发挥价格指数在医疗服务价格管理和改革中的基础性作用。

第四，加强各统筹区域范围内的医疗服务价格宏观管理与协调。

各省市各区域医疗服务价格与地方经济社会发展水平存在不平衡不匹配现象，应加强全省医疗服务价格水平统筹管理，消除地区差异。在医疗服务价格调整过程中，根据社会经济发展总体现状、医疗服务供给成本和居民消费价格水平等相关因素的变化，统筹管理全省医疗服务价格调整总量；同时按照地方经济社会发展水平，适时调整各地市医疗服务价格，不断提升医疗价格水平与地区社会经济增长、CPI 和生产成本等经济指标的契合度。逐步缩小地市间的价格差异，促进地区医疗服务价格规范统一，消除或减缓医疗发展不平衡不充分问题，进而推动各省市医疗服务高质量发展。

本书从价格动态调整、政府定价和价格指数测算方面探究了医疗服务价格改革政策努力方向。价格是医疗资源配置的信号灯，事关各方利益。医疗服务价格治理是重要的民生工程，也是一项政治任务，需考虑环节因素较为复杂，未来应结合医疗服务定价和调价，形成综合系统化研究合力，共同服务于我国医疗服务价格改革伟大实践，助推我国医疗保障事业高质量发展。

9

结论与展望

9.1 研究结论

9.1.1 基于机会成本的政府定价研究结论

(1) 基于机会成本的定价理论模型具有较好的科学性和可行性。

第一，基于机会成本的医疗服务定价模型具有较好的科学性。

基于机会成本的定价模型设计，不仅有效实现了政府定价和市场机制的有机融合，提供了政府定价的统一计价标准，较好地解决了一般价格与个体价格的内在矛盾，而且其理论基础坚实，定价机理清晰，实证分析进一步证明价格模型适用性强，可操作性较好，因而具有重要的理论研究价值，也对我国医疗服务价格的政策制定和有效实施具有积极意义。

第二，所需数据较易获得，基于机会成本的定价模型实际应用性较强。

定价理论模型中的技术人力资源耗费标准数量与技术难度系数和风险程度系数一般在《全国医疗服务价格项目规范（2012版）工作手册》和《全国医疗服务项目技术规范（2023版）》中直接可以查询且具唯一性。技术人力资源耗费的计价基准（即小时工资率）可在包括A省在内的各统筹区域统计年鉴和官方统计网站中直接获得，不仅数据权威性较高，而且采集成本较低。非技术人力资源耗费标准数量可参照《全国医疗服务项目技术规范（2023版）》等临床规范以及实地调研共同确定，而其计价基准可以参照国家或各省市药品、医用耗材集中采购中标价或采购价，数据比较容易获取。从而，本模型具有较强的实际应用性。

第三，典型项目价格测算实证分析进一步检验了模型的科学性和适用性。

运用医疗服务项目定价理论模型，分别选择了医学多学科专家会诊、3D手术打印、钩活术项目，进行了价格测算实证分析。从测算过程看，模型所需数据信息采集和处理比较通畅和清晰；从测算结果看，项目建议价格大多数低于医疗机构报价，也低于全国最高执行价格，但高于全国最低执行价格，没有出现极端价格现象，得到申报医疗机构和医疗保障管理部门基本认可。

第四，模型有利于激发医疗机构和医务人员提升医疗服务能力。

基于上述前三项模型的性质，本模型适时调整、制定医疗服务项目价格，构建有效的激励相容空间，有效激发医疗机构和医务人员努力提高有关疾病的诊疗技术和诊疗服务能力，在医保资金稳定运行、医疗服务能力提升、病患满意度提升等方面取得较大的相容性，有利于推动健康江西建设。

（2）资源耗费标准核定是项目价格测算实证分析的关键所在。

第一，项目耗费资源的数量标准核定是医疗服务项目合理定价的基础。

根据医疗服务定价理论模型，首先应进行项目耗费资源的数量标准核定，包括基于项目内涵的技术人力资源和非技术人力资源耗费标准数量核定。其中，技术人力资源耗费标准数量核定主要基于《全国医疗服务价格项目规范（2012 版）工作手册》和《全国医疗服务项目技术规范（2023 版）》相关规定，非技术人力资源耗费标准数量核定则除了遵循《全国医疗服务价格项目规范（2012 版）工作手册》和《全国医疗服务项目技术规范（2023 版）》中关于项目内涵的规定外，还应该遵循有关临床诊疗规范，并结合实地调研数据信息综合确定。

第二，项目耗费资源的计价基准核定是重点。

根据医疗服务项目定价理论模型，项目耗费资源的计价基准核定直接影响项目理论价格测算结果。主要包含两类：一为技术人力资源耗费的计价基准核定，即医生、技师、药师和护士四类技术人力资源耗费的计价基准。分别采用统筹地区人均可支配收入 4 倍、在岗年平均收入 2 倍、卫生行业年平均收入以及上述三种收入平均值为年平均收入，并按照年工作 2112 小时，且基于 15∶12∶10∶10 的比例，作为医生、技师、药师和护士四类技术人力资源耗费的小时工资率。另一为非技术人力资源的计价基准核定，即项目耗费的卫生材料等计价基准确定。一般采用国家或A省挂网集中招标采购价或中标价作为项目耗费的药品、卫生材料以及耗材等非技术人力资源耗费的计价基准。

此外，管理费用率、风险和技术综合权重等关键变量赋值也是运用定价理论模型进行项目价格测算的关键因素。根据各申报医疗机构近三年每年管理费用和业务收入，可以大致确定管理费用率取值为5%比较科学合理。同时，基于项目风险程度和技术难度系数的内涵，契合各省市地方经济和社会发展情况，科学合理选定项目技术难度和风险程度基准系数及其权重。

9.1.2 医疗服务价格指数编制研究结论

本书在借鉴《全国指数编制方法》的基础上，通过项目遴选和纳入权重，进一步优化完善了我国省域医疗服务价格指数测算理论模型。以A省为例，通过数据信息采集整理等，实证分析了省域医疗服务价格指数测算，测算结果显示，A省总体和各统筹区域MSPI数据变化不大，但仍有个别地市发生较大变化，导致其在省内地区指数得分排名上有着一定差别。这表明：将篮子项目实际开展频数作为权重纳入模型，更能提高价格指数的准确性和可靠性，进而更好地指导医疗服务价格调整与管理。主要结论如下：

（1）算术平均指数模型总体可行，马埃指数模型最优。

指数模型纳入权重后，MSPI结果总体上差别不大，说明当前正在全国施行的简单算术平均指数模型与增加权重后的指数模型之间不存在颠覆性差异，《全国指数编制方法》提出的指数测算理论模型相对可行。但全省和少数统筹地区 MSPI 结果仍存有较大差异。以简单算术平均指数模型测算，全省 MSPI 为 102.56，医疗服务价格水平上升 2.56%；采用增加权重的另外三种价格指数模型测算，其 MSPI 分别为 98.75、99.42 和 99.26，尽管其结果也接近 100，但均小于 100，表明全省总体医疗服务价格水平下降。说明将各类医疗服务开展频数作为权重，更能提高价格指数的准确性和可靠性，更能说明一般价格水平的真实现状和变化趋势。从权重内涵和实证结果看，马埃指数模型相对较优。因而可在当前正在施行模型的基础上进一步加以校正与优化。

（2）MSPI 总体保持稳定，未来调价空间较为充足。

从 A 省整体看，2022 年 MSPI 总体保持稳定，四种模型对应测算结果都接近 100，平均值为 99.9975，平均增速为 -0.01%。考虑到药品价格同期有所下降，说明医院收入结构得到了较好的优化，如表 9-1 所示。

表 9-1　A 省医疗服务价格指数和相关指标增速的比较

比较项	2022 年平均增速（%）
医疗服务价格 MSPI（平均）	-0.01
CPI	-0.10
GDP	45.89
城镇居民人均可支配收入	29.21

注：2018 = 100。
资料来源：根据 A 省 2022 年统计年鉴计算整理而来。

由表9－1可知，MSPI平均增速（－0.01%）远低于同期GDP（45.89%）[130]，说明同A省总体经济发展情况相比，医疗服务未来调价空间较为充足。

由表9－1可知，A省MSPI增速远低于城镇居民人均可支配收入，表明与医疗服务要素成本相比，A省基本医疗卫生事业公益性定位较为显著。

MSPI平均增速（－0.01%），与同期CPI（－0.10%）保持同向变化，这可能的原因是：A省部分地市受新冠疫情影响更加严重，年度消费水平下降。同时，A地方政府积极响应国家政策，确保医疗服务价格与国家价格同步，依旧对原有不合理价格进行改革调整，尤其是大大降低了诊察类和影像检查类项目价格。

（3）项目相对比价持续向好，调价政策目标初步实现。

提升技术劳务占比较高的项目价格，适当降低依赖大型设备仪器的检验检查类项目价格，从而体现医生技术人力价值，是我国医改政策目标之一[131]。本书研究结果显示，A省医疗服务项目价格契合国家价格政策目标，项目比价关系进一步得到优化改善。A省2022年临床手术、中医、护理、康复、项目MSPI均大于100，说明医务人员技术劳务占比高的医疗服务项目价格明显提高，合理体现了医务人员的技术劳务价值[132－134]；诊察类、影像检查类项目MSPI小于100，表明依赖设备耗材等检查检验类项目价格下降；8类项目中，临床手术类项目价格水平平均增加了4.34%，而医学影响类项目价格水平则下降了4.34%。此外，中医类服务项目价格增速较快，平均达到2.26%，远高于全省平均水平（－0.01%），说明支持中医药强省战略政策导向明显[135]。

（4）区域价格水平仍不均衡，宏观管理有待加强。

医疗服务项目价格是目前我国社会普遍关注的关键热点问题[136-137]。分析发现，同地区经济发展总体水平相比，A省部分地市价格水平明显偏高，如2022年JA市绝对和相对价格水平均位于前列（排第1和第2名）；而有些地区相对偏低，如经济相对发达的JJ市价格水平却排名最后（排第12和第11名）；医疗资源相对较为丰富的NC市价格水平并不高，绝对和相对价格水平得分排名均靠后，尤其是相对价格水平排名几乎垫底（排第11或第12名）。地区间价格差异较大，不利于消除或减缓人群间医疗保障水平差距[138-139]。

9.2 研究展望

（1）进一步加强医疗服务定价理论模型设计和实证研究。

本书提出的医疗服务定价理论模型还存有缺陷。主要包括以下四个方面。

第一，未考虑患者利益。医疗服务项目定价模型，主要考虑了供方资源耗费的补偿，尽管其理论依据是医疗服务的特殊性，但从价格的本质属性看，应考量供需双方的利益，甚至还要考量社会和政府等第三方利益。

第二，未充分考虑政府管理部门的利益。作为医疗服务价格政府管理部门，医疗保障局关心的是医保基金的安全以及卫生服务供给效率和公平。本书提出的模型，尽管在变量指标取值的核准方面考虑到了基本医疗保险公益性的属性，在一定程度上反映了政府管理部门的目标诉求，但还远远不够。

第三，未考虑社会通货膨胀水平、经济增长对医疗服务价格的影响。

第四，医疗服务项目定价案例仅三个，偏少。本书分别选取了纯服务项目、中医类项目和手术类项目各一个，尝试通过定价案例分析，阐释定价理论模型的科学性和可行性。按照《全国医疗服务项目技术规范（2023 版）》，全国共有 8 大类共计 1 万多个医疗服务项目，定价案例数量占比相对较小。

此外，考虑到医疗服务项目政府指导价一旦制定发布实施，则将会持续实施多年，但基于当前社会平均工资水平和以集中招标采购价为计价基准的定价，肯定难以准确反映数年以后供方医疗服务资源耗费的真实机会成本。也就是说，定价模型理应纳入社会通货膨胀水平、经济增长率等指标，从而更好地反映供方医疗服务资源耗费的动态变化方向和程度。

为此，将“患者就医体验”指标客观化，考虑增加疾病经济负担、医保支付比例和支付能力等医疗服务需求方因素，同时考虑“CPI”“GDP”“技术进步”“价值医疗”等社会因素，进一步优化理论模型是未来研究努力方向之一。同时，考虑到样本数量太小，未来研究中，选取经济发达和西部地区样本省份，增加更多的样本医疗机构，从而获取更为详细的医疗服务项目成本价格数据信息，进一步加强医疗服务定价实证分析，也是未来的努力方向所在。

（2）进一步强化医疗服务价格指数测算理论模型设计和实证分析。

本书提出的医疗服务价格指数测算模型还有待于进一步完善。

第一，未考虑医疗服务质量变化。伴随科技水平的不断创新发展，同一医疗服务项目的操作程序、实施器械及其方法等，都有可能发生变化，这可能导致实际医疗服务质量和耗费时间等发生根本性变化。但本书是在假定医疗服务质量不变的前提下研究构建指数测算模型，据此测算的医疗服务价格指数难以反映真实价格水平变化，这是其最大不足之处。

第二，未考虑篮子项目定期更换遴选。医疗技术迅猛发展，推动医疗服务项目不断更新。原先广泛使用的医疗服务项目可能逐步被医疗机构弃用，这就要求我们在设计医疗服务价格指数测算模型时应考虑篮子项目的及时更换，从而确保篮子项目的代表性。

第三，未考虑不同层级医疗机构开展频数对医疗服务价格水平的影响。不同医疗机构实际开展频数是影响该服务项目实际医疗费用大小的重要因素。频数越大，对该机构总体费用的影响就越大。但本书构建的指数测算模型未考虑不同医疗机构实际开展频数的影响。此外，实证研究的样本数量较少。遴选了 119 个医疗服务项目，占比较低。应适当增加篮子项目数量，提升篮子项目的代表性，进而提升实证分析的科学性。

为此，将医疗服务质量、医疗机构等级、篮子项目动态遴选等因素纳入，进一步优化医疗服务价格指数测算理论模型，同时增加篮子项目数量、样本省份数量，加强实证分析，是未来价格指数测算研究的努力方向所在。

医疗服务价格治理是一个系统工程，涉及医疗服务需方、供方以及社会等多方利益。进一步强化健全和完善配套措施研究，加强医保、医疗和医药等协同研究，将是未来医疗服务价格治理的又一努力方向。

附　　录

一、附表

附表 1　　医疗服务项目成本测算明细

填报单位：　　　　　　　　　　　　　　　项目编码及名称：

一、劳务支出				
人员	人数	工时（小时）	小时工资	应计金额
小计				
二、材料消耗支出				
（一）卫生材料				
品名	单位	数量	单价	应计金额
小计				
（二）低值易耗品				
品名	单位	数量	单价	应计金额
小计				
（三）药品及试剂				
名称	单位	数量	单价	应计金额
小计				

续表

（四）水电燃料				
名称	单位	耗用量	单价	应计金额
小计				
三、固定资产折旧				
（一）医疗仪器设备				
仪器设备名称	原值	使用年限	使用时间	应计金额
设备保修（维修）费				
小计				
（二）其他固定资产				
小计				
四、近5年管理费用率				
第一年	第二年	第三年	第四年	第五年
五、项目直接成本合计				

审核人：　　　　　　　　　　填表人：

附表2　　　　A省医疗服务价格指数测算篮子项目一览

序号	项目名称	项目分类
1	普通门诊诊查费	诊察
2	专家门诊诊查费（主任医师）	诊察
3	急诊诊查费	诊察
4	住院诊查费	诊察
5	急诊监护费	其他

续表

序号	项目名称	项目分类
6	普通病房床位费	其他
7	急诊观察床位费	其他
8	院内会诊	其他
9	重症监护	其他
10	特级护理	护理
11	Ⅰ级护理	护理
12	Ⅱ级护理	护理
13	中抢救	其他
14	氧气吸入	其他
15	肌肉注射	其他
16	静脉输液	其他
17	小儿头皮静脉输液	其他
18	动脉穿刺置管术	其他
19	抗肿瘤化学药物配置	其他
20	中清创缝合	其他
21	中换药	其他
22	雾化吸入	其他
23	一般物理降温	其他
24	冷热湿敷	其他
25	灌肠	其他
26	导尿	其他
27	数字化摄影（DR）	影像检查
28	磁共振平扫	影像检查
29	X 线计算机体层（CT）平扫	影像检查
30	彩色多普勒超声常规检查	影像检查
31	心脏彩色多普勒超声	影像检查
32	直线加速器适型治疗	其他

续表

序号	项目名称	项目分类
33	血细胞分析	生化检验
34	尿常规检查	生化检验
35	粪便常规	生化检验
36	血浆凝血酶原时间测定（PT）（仪器法）	生化检验
37	血浆 D－二聚体测定（D－Dimer）（各种免疫学方法）	生化检验
38	糖化血红蛋白测定	生化检验
39	氯测定（离子选择电极法）	生化检验
40	血清碱性磷酸酶测定（干化学法）	生化检验
41	血清肌酸激酶－MB 同工酶活性测定（速率法）	生化检验
42	肌酐测定（酶促动力法）	生化检验
43	乙型肝炎表面抗原测定（HBsAg）	生化检验
44	人免疫缺陷病毒抗体测定（Anti－HIV）（各种免疫学方法）	生化检验
45	一般细菌培养及鉴定	生化检验
46	常规药敏定量试验（MIC）	生化检验
47	ABO 血型鉴定	生化检验
48	局部切除组织活检检查与诊断	病理检查
49	手术标本检查与诊断	病理检查
50	免疫组织化学染色诊断	病理检查
51	免疫荧光染色诊断	病理检查
52	胰岛素泵持续皮下注射胰岛素	其他
53	根管预备	其他
54	呼吸机辅助呼吸	其他
55	常规心电图检查	其他
56	心电监测	其他
57	血氧饱和度监测	其他
58	纤维胃十二指肠镜检查	病理检查
59	腹膜透析置管术	其他

续表

序号	项目名称	项目分类
60	腹透机自动腹膜透析	其他
61	血液透析	其他
62	新生儿监护	其他
63	关节镜检查	其他
64	先心病介入治疗	临床手术
65	冠状动脉造影术	其他
66	经皮冠状动脉内支架置入术	临床手术
67	经股动脉插管全脑动脉造影术	其他
68	椎管内麻醉	临床手术
69	全身麻醉	临床手术
70	麻醉中监测	其他
71	脑室钻孔伴脑室引流术	临床手术
72	面神经松解减压术	临床手术
73	颅内动脉瘤夹闭术	临床手术
74	甲状腺部分切除术	临床手术
75	甲状腺癌根治术	临床手术
76	白内障超声乳化摘除术 + 人工晶体植入术	临床手术
77	鼓膜置管术	临床手术
78	经鼻内镜鼻窦手术	临床手术
79	扁桃体切除术	临床手术
80	肺癌根治术	临床手术
81	胸腔闭式引流术	临床手术
82	冠状动脉搭桥术	临床手术
83	大隐静脉高位结扎 + 剥脱术	临床手术
84	颈淋巴结清扫术	临床手术
85	胃癌根治术	临床手术
86	结肠癌根治术	临床手术

续表

序号	项目名称	项目分类
87	阑尾切除术	临床手术
88	肝癌切除术	临床手术
89	胆囊切除术	临床手术
90	腹股沟疝修补术	临床手术
91	肾囊肿切除术	临床手术
92	异体肾移植术	临床手术
93	经尿道膀胱肿瘤特殊治疗	临床手术
94	经尿道前列腺电切术	临床手术
95	卵巢囊肿剔除术	临床手术
96	经腹子宫肌瘤剔除术	临床手术
97	经腹阴道联合子宫切除术	临床手术
98	单胎顺产接生	临床手术
99	剖宫产术	临床手术
100	颈椎间盘切除椎间植骨融合术	临床手术
101	股骨颈骨折切开复位内固定术	临床手术
102	人工膝关节表面置换术	临床手术
103	各部位多头带包扎术	临床手术
104	乳腺肿物切除术	临床手术
105	乳腺癌根治术	临床手术
106	日常生活能力评定	康复
107	心功能康复评定	康复
108	肺功能康复评定	康复
109	平衡功能训练	康复
110	偏瘫肢体综合训练	康复
111	贴敷疗法	中医
112	骨折手法整复术	中医
113	关节脱位手法整复术	中医

续表

序号	项目名称	项目分类
114	普通针刺	中医
115	灸法	中医
116	颈椎病推拿治疗	中医
117	小针刀治疗	中医
118	中药特殊调配	中医
119	中医辨证论治（主任医师）	中医

附表 3　基于算术平均指数的 A 省各统筹地区 2022 年 MSPI 一览

排名	统筹地区	指数
1	JA	119.78
2	SZ	111.69
3	XY	111.28
4	GZ	110.35
5	FZ	103.41
6	NC	102.00
7	JDZ	100.58
8	PX	99.02
9	YT	97.76
10	SR	97.59
11	YC	94.22
12	JJ	83.09
全省		102.56

附表 4　　基于算术平均指数的 A 省 2022 年各类项目 MSPI 一览

项目类型	分类 MSPI
临床手术	104.92
病理检查	104.34
中医	103.83
康复	102.63
生化检验	101.01
护理	100.54
诊察	98.40
影像检查	96.96
全省	102.56

附表 5　　基于算术平均指数的 A 省各统筹地区价格水平

排名	绝对价格水平		相对价格水平	
	统筹地区	评分	统筹地区	评分
1	JA	741.32	GZ	803.13
2	SZ	719.07	JA	787.53
3	XY	659.31	FZ	762.87
4	GZ	623.33	XY	575.34
5	FZ	528.85	YT	537.45
6	JDZ	438.30	YC	524.00
7	YT	428.69	PX	465.71
8	NC	421.44	SR	455.81
9	PX	414.34	SZ	428.21
10	SR	382.26	JDZ	396.17
11	YC	301.14	NC	215.61
12	JJ	120.84	JJ	194.68

附表 6　基于拉氏价格指数的 A 省统筹地区 2022 年 MSPI 一览

排名	统筹地区	指数
1	SZ	114.75
2	XY	108.81
3	JA	107.79
4	JDZ	100.14
5	SR	99.75
6	NC	99.11
7	YT	98.84
8	PX	94.80
9	GZ	94.03
10	FZ	92.85
11	YC	89.05
12	JJ	84.40
全省		98.75

附表 7　基于拉氏价格指数的 A 省 2022 年各类项目 MSPI 一览

项目类型	分类 MSPI
病理检查	106.76
临床手术	104.62
护理	102.18
中医	102.01
生化检验	101.91
康复	100.79
影像检查	96.07
诊察	95.67
全省	98.75

附表 8　　基于拉氏价格指数的 A 省各统筹地区价格水平

序号	统筹地区	绝对价格水平		相对价格水平	
		评分	排名	评分	排名
1	SZ	840.53	1	567.98	6
2	XY	811.42	2	720.81	2
3	JA	739.81	3	807.94	1
4	YT	530.44	4	653.06	3
5	JDZ	505.13	5	450.26	10
6	SR	498.96	6	600.82	5
7	NC	480.90	7	262.26	11
8	PX	442.04	8	491.55	8
9	YC	405.06	9	603.21	4
10	FZ	355.39	10	555.75	7
11	GZ	306.92	11	478.65	9
12	JJ	139.55	12	167.56	12

附表 9　　基于帕氏价格指数的 A 省各统筹地区 2022 年 MSPI 一览

排名	统筹地区	指数
1	SZ	111.70
2	XY	109.10
3	GZ	101.39
4	JA	101.10
5	JDZ	100.96
6	FZ	99.68
7	NC	96.81
8	YT	95.68
9	PX	94.64
10	SR	94.21

续表

排名	统筹地区	指数
11	YC	92.33
12	JJ	89.56
全省		99.42

附表 10　基于帕氏价格指数的 A 省 2022 年各类项目 MSPI 一览

项目类型	分类 MSPI
病理检查	105.95
临床手术	103.83
康复	103.39
生化检验	102.45
护理	102.10
中医	101.85
诊察	96.70
影像检查	94.73
全省	99.42

附表 11　基于帕氏价格指数的 A 省各统筹区域价格水平

序号	统筹地区	绝对价格水平		相对价格水平	
		评分	排名	评分	排名
1	XY	878.04	1	749.23	2
2	JA	824.14	2	873.72	1
3	SZ	749.19	3	435.27	9
4	FZ	534.19	4	742.94	3
5	YT	526.03	5	623.37	6
6	JDZ	513.61	6	446.99	8

续表

序号	统筹地区	绝对价格水平		相对价格水平	
		评分	排名	评分	排名
7	YC	510. 27	7	684. 23	4
8	GZ	476. 59	8	647. 66	5
9	PX	436. 80	9	468. 27	7
10	NC	409. 27	10	196. 06	12
11	SR	354. 83	11	410. 16	10
12	JJ	221. 12	12	260. 51	11

附表 12　基于马埃指数的 A 省各统筹地区 2022 年 MSPI 一览

排名	统筹地区	指数
1	SZ	113. 42
2	XY	108. 96
3	GZ	101. 38
4	JJ	101. 10
5	JA	100. 76
6	JDZ	99. 67
7	FZ	97. 37
8	YT	97. 06
9	SR	96. 83
10	NC	94. 71
11	PX	90. 68
12	YC	88. 92
全省		99. 26

附表 13　基于马埃价格指数的 A 省 2022 年各类项目 MSPI 一览

项目类型	分类 MSPI
病理检查	106.10
临床手术	104.01
生化检验	102.34
护理	102.12
康复	102.00
中医	101.88
诊察	96.48
影像检查	94.91
全省	99.26

附表 14　基于马埃指数的 A 省各统筹地区各级医疗机构价格水平

序号	统筹地区	绝对价格水平		相对价格水平	
		评分	排名	评分	排名
1	XY	859.21	1	741.19	2
2	JA	800.27	2	855.10	1
3	SZ	774.99	3	472.77	8
4	YT	527.26	4	631.75	5
5	JDZ	511.20	5	447.90	10
6	FZ	483.65	6	690.02	3
7	YC	480.53	7	661.33	4
8	PX	438.28	8	474.85	7
9	NC	429.51	9	214.77	12
10	GZ	428.61	10	599.87	6
11	SR	395.57	11	464.05	9
12	JJ	198.06	12	234.22	11

二、附模型

附模型 1：医疗服务项目定价总体模型

$$P_{\text{目标项目}} = (H + M) \times (1 + \alpha)$$

其中：

$P_{\text{目标项目}}$为目标项目的统一价格；

H 为目标项目的直接技术人力资源价格；

M 为目标项目的直接非技术人力资源价格；

α 为目标项目间接费率。

附模型 2：医疗服务项目技术人力资源耗费定价子模型

$$H = \sum_{j=1}^{N} \frac{W_j}{T}(Q_j \times t_j)\left(1 + \beta \frac{X \times Y}{\bar{X} \times \bar{Y}}\right)$$

其中：

W_j 为开展目标项目耗费第 j 种类型技术人力资源的工资率；

Q_j 为开展目标项目耗费第 j 种类型技术人力资源的数量；

t_j 为开展目标项目耗费第 j 种类型的技术人力资源工作时间；

T 为一年法定工作时间；

β 为技术风险权重调整；

X 为目标项目技术难度系数；

Y 为目标项目风险程度系数；

$\bar{X}$ 为基准项目技术难度系数；

$\bar{Y}$ 为基准项目风险程度系数。

附模型 3：医疗服务项目非技术人力资源耗费定价子模型

$$M = \sum_{k=1}^{q} Z_k \times G_k$$

其中：

Z_k 为开展目标项目耗费的第 k 种非人力资源数量；

G_k 为国家集采招标第 k 种非技术人力资源的价格。

附模型 4：马埃医疗服务价格指数测算模型

（1）报告期价格指数。

$$K = \frac{\sum_{i=1}^{n} P_{id1} \times \frac{q_{i0} + q_{i1}}{2}}{\sum_{i=1}^{n} P_{id0} \times \frac{q_{i0} + q_{i1}}{2}}$$

（2）A 省各地市绝对价格差异评分方法。

$$AM_j = \sum_{i=1}^{n} \left(10 \times \frac{P_{idj} - P_{idmin}}{P_{idmax} - P_{idmin}} \times \frac{\sum_{j=1}^{12} \frac{q_{i0} + q_{i1}}{2}}{\frac{\sum_{i=1}^{n} \frac{q_{i0} + q_{i1}}{2}}{n}} \right)$$

（3）A 省各地市相对价格差异评分方法。

$$RM_j = \sum_{i=1}^{n} \left(10 \times \frac{P_{rj} - P_{rmin}}{P_{rmax} - P_{rmin}} \times \frac{\sum_{j=1}^{12} \frac{q_{i0} + q_{i1}}{2}}{\frac{\sum_{i=1}^{n} \frac{q_{i0} + q_{i1}}{2}}{n}} \right)$$

其中：

K 为报告期价格指数；

i 为篮子项目的序号，且有 $i=1, 2, \cdots, n-1, n$；

n 为篮子项目总数；

P_{id1} 为报告期篮子项目 i 的代表价格；

P_{id0} 为基期篮子项目 i 的代表价格；

j 为统筹地区序号，且有 $j=1, 2, \cdots, 11, 12$；

AM_j 为 A 省第 j 个统筹地区绝对价格总评分；

P_{idj} 为 A 省第 j 个统筹地区第 i 个项目的价格；

P_{idmin} 为 A 省全部地市中第 i 个项目的最小价格；

P_{idmax} 为 A 省全部地市中第 i 个项目的最高价格；

RM_j 为 A 省第 j 个统筹地区相对价格总评分；

P_{rj} 为 A 省第 j 个统筹地区第 i 个项目的相对价格；

P_{rmin} 为 A 省全部统筹地区中第 i 个项目的最小相对价格；

P_{rmax} 为 A 省全部统筹地区中第 i 个项目的最高相对价格。

三、附政策文件

深化医疗服务价格改革试点方案

深化医疗服务价格改革是推进医疗保障和医疗服务高质量协同发展的重要举措。按照党中央、国务院关于深化医疗保障制度改革任务部署，为加快建立科学确定、动态调整的医疗服务价格形成机制，持续优化医疗服务价格结构，现制定本方案。

一、总体要求

（一）指导思想。以习近平新时代中国特色社会主义思想为指导，深入贯彻党的十九大和十九届二中、三中、四中、五中全会精神，坚持以人民健康为中心、以临床价值为导向、以医疗事业发展规律为遵循，建立健全适应经济社会发展、更好发挥政府作用、医疗机构充分参与、体现技术劳务价值的医疗服务价格形成机制，坚持公立医疗机构公益属性，建立合理补偿机制，调动医务人员积极性，促进医疗服务创新发展，提高医疗卫生为人民服务的质量和水平，控制人民群众医药费用负担，保障人民群众获得高质量、有效率、能负担的医疗卫生服务。

（二）总体思路。规范管理医疗服务价格项目，建立符合价格规律的计价单元体系。统筹兼顾医疗事业发展需要和各方承受能力，调控医疗服务价格总体水平。探索政府指导和公立医疗机构参与相结合的价格形成机制，充分发挥公立医疗机构专业优势，合理确定医疗服务价格。建立灵敏有度的价格动态调整机制，明确调价的启动条件和约束条件，发挥价格合理补偿功能，稳定调价预期、理顺比价关系，确保群众负担总体稳定、医保基金可承受、公立医疗机构健康发展可持续。强化大数据和信息化支撑作用，加强公立医疗机构价格监测评估考核，确保价格机制稳定运行。坚持系统观念，统筹推进公立医院补偿机制、分级诊疗、医疗控费、医保支付等相关改革，完善激励约束机制，增强改革的系统性、整体性、协同性，形成综合效应。

（三）改革目标。通过 3 ~ 5 年的试点，探索形成可复制可推广的医疗服务价格改革经验。到 2025 年，深化医疗服务价格改革试点经验向全国推广，分类管理、医院参与、科学确定、动态调整的医疗服务价格机制成熟定型，价格杠杆功能得到充分发挥。

二、建立目标导向的价格项目管理机制

（四）制定价格项目编制规范。按照服务产出为导向、医疗人力资源消耗为基础、技术劳务与物耗分开的原则，制定国家价格项目编制规范。明确医疗技术或医疗活动转化为价格项目的立项条件和管理规则，厘清价格项目与临床诊疗技术规范、医疗机构成本要素、不同应用场景加收标准等的政策边界。构建内涵边界清晰、适应临床诊疗、便于评价监管的价格项目体系。

（五）完善全国价格项目规范。在充分听取临床专家等意见基础上，分类整合现行价格项目，完善全国医疗服务价格项目规范，统一价格项目编码，逐步消除地区间差异。实现价格项目与操作步骤、诊疗部位等技术细节脱钩，增强现行价格项目对医疗技术和医疗活动改良创新的兼容性，合理压减项目数量。医用耗材从价格项目中逐步分离，发挥市场机制作用，实行集中采购、“零差率”销售。

（六）优化新增价格项目管理。简化新增价格项目申报流程，加快受理审核进度，促进医疗技术创新发展和临床应用。对资源消耗大、价格预期高的新增价格项目，开展创新性、经济性评价。对优化重大疾病诊疗方案或填补诊疗空白的重大创新项目，开辟绿色通道，保障患者及时获得更具有临床价值和成本效益的医疗服务。

三、建立更可持续的价格管理总量调控机制

（七）加强医疗服务价格宏观管理。根据经济发展水平、医疗技术进步和各方承受能力，对公立医疗机构医疗服务价格调整总量实行宏观管理，控制医药费用过快增长，提升价格管理的社会效益。在价格调整总量范围内突出重点、有升有降调整医疗服务价格，发挥价格工具的杠杆作用。

（八）合理确定价格调整总量。建立健全价格调整总量的确定规则和指标体系。以区域内公立医疗机构医疗服务总费用为基数，综合考虑地区经济发展水平、医药总费用规模和结构、医保基金筹资运行、公立医疗机构运行成本和管理绩效、患者跨区域流动、新业态发展等因素，确定一定时期内公立医疗机构医疗服务价格调整的总金额。

（九）统筹平衡总量分配。地区间价格调整总量增速要快慢结合，促进增加医疗资源有效供给，提高均等化水平。医疗费用增速过快的地区要严格控制增长。公立医疗机构间价格调整总量有保有压，体现合理回报、激励先进，反映各级各类公立医疗机构功能定位、服务特点，支持薄弱学科、基层医疗机构和中医医疗服务发展，促进分级诊疗。

四、建立规范有序的价格分类形成机制

（十）通用型医疗服务的政府指导价围绕统一基准浮动。医疗机构普遍开展、服务均质化程度高的诊察、护理、床位、部分中医服务等列入通用型医疗服务目录清单。基于服务要素成本大数据分析，结合宏观指数和服务层级等因素，制定通用型医疗服务政府指导价的统一基准，不同区域、不同层级的公立医疗机构可在一定范围内浮动实施，促进通用型医疗服务规范化标准化和成本回收率均等化。

（十一）复杂型医疗服务的政府指导价引入公立医疗机构参与形成。未列入通用型医疗服务目录清单的复杂型医疗服务，构建政府主导、医院参与的价格形成机制，尊重医院和医生的专业性意见建议。公立医疗机构在成本核算基础上按规则提出价格建议。各地集中受理，在价格调整总量和规则范围内形成价格，严格控制偏离合理价格区间的过高价格，统一公布政府指导价。建立薄弱学科的调查监测和政策指引机制，允许历史价格偏低、医疗供给不足的薄弱学科项目价格优先调整，推动理顺比价关系。充分考虑中医医疗服务特点，支持中医传承创新发展。支持技术难度大、风险程度高、确有必要开展的医疗服务适当体现价格差异。引导公立医疗机构加强成本管理和精算平衡、统筹把握调价项目数量和幅度，指导公立医疗机构采取下调偏高价格等方式扩大价格调整总量。

（十二）特需服务和试行期内新增项目实行市场调节价。公立医疗机构确定特需服务和试行期内新增项目（试行期 1 ~ 2 年）的价格，并报医疗服务价格主管部门备案。定价要遵守政府制定的价格规则，与医院等级、专业地位、功能定位相匹配，定价增加的医疗服务费用占用价格调整总量。严格控制公立医疗机构实行市场调节价的收费项目和费用所占比例，不超过全部医疗服务的 10%。新增项目试行期满后，按通用型或复杂型项目进行管理。

五、建立灵敏有度的价格动态调整机制

（十三）通用型医疗服务项目价格参照收入和价格指数动态调整。通用型医疗服务项目基准价格参照城镇单位就业人员平均工资、居民消费价格指数变化进行定期评估、动态调整。城镇单位就业人员平均工资累计增幅达到触发标准、居民消费价格指数低于一定水平的，按规则调整基准价格。

（十四）复杂型医疗服务项目价格经评估达标定期调整。建立健全调价综合评估指标体系，将医药卫生费用增长、医疗服务收入结构、要素成本变化、药品和医用耗材费用占比、大型设备收入占比、医务人员平均薪酬水平、医保基金收支结余、患者自付水平、居民消费价格指数等指标列入评估范围，明确动态调整的触发标准和限制标准。定期开展调价评估，符合标准时集中启动和受理公立医疗机构提出的价格建议。

（十五）建立医疗服务价格专项调整制度。为落实药品和医用耗材集中带量采购等重大改革任务、应对突发重大公共卫生事件、疏导医疗服务价格突出矛盾、缓解重点专科医疗供给失衡等，根据实际需要启动医疗服务价格专项调整工作，灵活选择调价窗口期，根据公立医疗机构收入、成本等因素科学测算、合理确定价格调整总量和项目范围，有升有降调整价格。

六、建立严密高效的价格监测考核机制

（十六）加强公立医疗机构价格和成本监测。监测公立医疗机构重要项目价格变化。实行医疗服务价格公示、披露制度，编制并定期发布医疗服务价格指数。对监测发现医疗服务价格异常、新增项目定价偏高的，必要时组织开展成本调查或监审、成本回收率评价、卫生技术评估或价格听证，防止项目价格畸高畸低。

（十七）做好医疗服务价格改革评估。密切跟踪医疗服务价格项目管理机制改革进展，定期评估新增项目执行效果。全面掌握医疗服务价格总量调控和动态调整执行情况，定期评估调价对公立医疗机构运行、患者和医保基金负担等的影响。密切跟踪价格分类形成机制落实情况，定期评估区域间、学科间比价关系。科学运用评估成果，与制定和调整医疗服务价格挂钩，支撑医疗服务价格新机制稳定高效运行。

（十八）实行公立医疗机构价格责任考核制度。制定公立医疗机构医疗服务价格主体责任考核办法。稽查公立医疗机构内部价格管理和定价的真实性、合规性，检查公立医疗机构医疗服务价格执行情况，考核公立医疗机构落实改革任务、遵守价格政策、加强经营管理、优化收入结构、规范服务行为等情况。稽查、检查和考核结果与公立医疗机构价格挂钩。

七、完善价格管理的支撑体系

（十九）优化医疗服务价格管理权限配置。医疗服务价格项目实行国家和省两级管理。医疗服务价格水平以设区的市属地化管理为基础，国家和省级医疗保障部门可根据功能定位、成本结构、医疗技术复杂程度等，对部分医疗服务的价格进行政策指导。

（二十）完善制定和调整医疗服务价格的规则程序。周密设计各类医疗服务价格制定和调整的规则，减少和规范行政部门自由裁量权，确保医疗服务价格形成程序规范、科学合理。建立调价公示制度。加强事前的调价影响分析和社会风险评估，重点关注特殊困难群体，主动防范和控制风险。依法依规改革完善优化医疗服务定调价程序，采取多种形式听取意见。

（二十一）加强医疗服务价格管理能力建设。健全联动反应和应急处置机制，加强上下衔接、区域联动、信息共享。畅通信息报送渠道，为价格调整提供良好信息支撑。提升医疗服务价格管理信息化水平，加强医疗服务价格管理队伍建设。

八、统筹推进配套改革

（二十二）深化公立医院综合改革。完善区域公立医院医疗设备配置管理，引导合理配置，严控超常超量配备。加强公立医疗机构内部专业化、精细化管理。规范公立医疗机构和医务人员诊疗行为。合理确定公立医院薪酬水平，改革完善考核评价机制，实现医务人员薪酬阳光透明，严禁下达创收指标，不得将医务人员薪酬与科室、个人业务收入直接挂钩。

（二十三）改进医疗行业综合监管。加强医疗机构医疗服务价格监督检查，以及部门间信息共享、配合执法。研究制定医疗服务价格行为指南。依法严肃查处不执行政府指导价、不按规定明码标价等各类价格违法行为，以及违规使用医保资金行为。

（二十四）完善公立医疗机构政府投入机制。落实对符合区域卫生规划的公立医疗机构基本建设和设备购置、重点学科发展等政府投入。落实对中医（民族医）医院和传染病、精神病、职业病防治、妇产和儿童等专科医疗机构的投入倾斜政策。

（二十五）规范非公立医疗机构价格。非公立医疗机构提供的医疗服务，落实市场调节价政策，按照公平合法、诚实信用、质价相符的原则合理定价，纳入医保基金支付的按医保协议管理。加强非公立医疗机构价格事中事后监管，做好价格监测和信息披露，必要时采取价格调查、函询约谈、公开曝光等措施，维护良好价格秩序。

（二十六）衔接医疗保障制度改革。做好医疗服务价格和支付政策协同，价格管理总量调控和医保总额预算管理、区域点数法协同。探索制定医保支付标准。建立健全医保医用耗材目录管理制度。深化以按病种、按疾病诊断相关分组付费为主的多元复合式医保支付方式改革。探索对紧密型医疗联合体实行医保总额付费，加强监督，在考核基础上结余留用、合理超支分担。推进医用耗材全部挂网采购，扩大高值医用耗材集中带量采购范围。强化公立医疗机构定点协议管理。

九、组织开展试点

（二十七）加强组织领导。开展试点的地区要充分认识深化医疗服务价格改革的重要性、复杂性和艰巨性，把改革试点作为深化医疗保障制度改革的重要工作任务，把党的领导贯彻到试点全过程，建立试点工作领导机构，健全工作机制，加强组织领导，严格按照统一部署开展试点工作。

（二十八）稳妥有序试点。国家医保局会同相关部门，初期在科学评估基础上遴选 5 个城市，重点围绕总量调控、价格分类形成和动态调整、监测考核等机制开展试点，并加强直接联系指导。有条件的省（自治区、直辖市）可组织设区的市参与试点。试点城市要因地制宜制定试点实施方案，稳妥有序推进，形成可复制、可推广的改革经验。

（二十九）精心组织实施。试点实施方案要聚焦突出问题和关键环节，深入探索体制机制创新，力求有所突破，取得实效。试点实施方案由省级人民政府审核后组织实施，并报国家医保局备案。试点中遇到重大情况，及时向国家医保局和省级人民政府报告。非试点地区要按照国家医保局等4部门印发的《关于做好当前医疗服务价格动态调整工作的意见》要求，做好相关工作，持续理顺医疗服务比价关系。

（三十）做好宣传引导。各地区、各有关部门要主动做好深化医疗服务价格改革政策解读，及时回应群众关切，合理引导社会预期。充分调动各方支持配合改革的积极性和主动性，广泛听取意见，凝聚社会共识，提前做好风险评估，努力营造良好改革氛围。

参考文献

［1］金春林，彭颖，王海银．深化医疗服务价格改革的内涵与思考［J］．卫生经济研究，2022，39（1）：7－9，12．

［2］吴晓丁．全面深化价格改革　服务打造“四个环境”［J］．价格理论与实践，2014（5）：15－17．

［3］王海银，金春林．我国医疗服务价格与经济水平协调发展研究［J］．中国医疗保险，2022（10）：23－26．

［4］蒋昌松，等．典型医疗服务项目价格水平的国际比较［J］．卫生经济研究，2024（6）：68－71．

［5］王宗凡．医疗保障的功能定位与治理机制：关于成立国家医疗保障局的思考［J］．中国医疗保险，2018（4）：13－17．

［6］国家医保局，国家卫生健康委，国家发展改革委，等．关于印发《深化医疗服务价格改革试点方案》的通知［EB/OL］．(2021－09－01)．https：//www.gov.cn/zhengce/zhengceku/2021－09/01/content_5634738.htm．

［7］王瑞，李雪，毛宗福，等．医疗服务价格改革试点调价总量测算实证研究［J］．卫生经济研究，2024（7）：24－26，30．

［8］国家医疗保障局医药价格和采购指导中心，首都医科大学

国家医疗保障研究院．医疗服务价格改革试点操作手册[Z]．北京：2021.

[9] 于保荣，王庆．中国医疗服务价格管理的历史，现状及发展——兼言《深化医疗服务价格改革试点方案》[J]．卫生经济研究，2021，38（10）：3－7.

[10] 吕锐，高健，杜会征．基于医疗服务价格水平简化指数的价格水平差异化研究 [J]．中国卫生经济研究，2024，43（7）：23－27.

[11] 贾宇飞，于保荣，姜来．武汉市医疗服务价格指数测算研究 [J]．卫生经济研究，2023，40（10）：26－29.

[12] 王凤明．新医改以来山东省医疗服务价格指数分析及其调整对策研究 [J]．中国卫生经济，2023，42（4）：50－52.

[13] 刘春雨，吴宁，薄云鹊，等．2015—2021 年天津市公立医院医疗服务价格指数测算研究 [J]．中国卫生经济，2023，42（12）：49－52.

[14] 王晓昕，张媚，吴靖文，等．运用价格篮子编制医疗服务价格指数的设计思路及应用检验 [J]．中国卫生经济，2023，42（7）：54－58.

[15] 王碧艳，方鹏骞，蒋帅，等．我国医疗服务价格规制的关键问题和对策探讨 [J]．中国卫生事业管理，2021，38（3）：192－194.

[16]《西方经济学》编写组．西方经济学 [M]．第 2 版．北京：高等教育出版社，2019.

[17] 富兰德，古德曼，斯坦诺．卫生经济学 [M]．北京：中

国人民大学出版社，2004.

[18] Anthony J C.，Joseph P N. Handbook of health economics [M]. Amsterdam：North – Holland，2000.

[19] 陆守曾，陈峰．医学经济学 [M]. 北京：中国统计出版社，2022.

[20] Kenneth A. Uncertainty and Welfare Economics of Medical Care [J]. American Economics Review，1963，53 (5)：941 – 973.

[21] Mark P. Is Medical Care Different? Old Questions，New Answers [J]. Journal of Health Politics Policy and Law，1988，13 (2)：227 – 237.

[22] 李玲．什么样的改革能让医院不再逐利 [J]. 人民论坛，2017 (26)：74 – 75.

[23] Noll R G. The consequences of public utility regulation of hospitals [M]//Control of health care. Washington：Institute of Medicine，National Academy of Sciences，1975：25 – 48.

[24] 张二华，李春琦，吴跃进．医疗保险、医院寡头与医疗服务价格扭曲 [J]. 财贸研究，2010 (10)：100 – 105，136.

[25] Salkever D. Regulation of prices and investment in hospitals in the United States [M]//Handbook of Health Economics，2000：1489 – 1535.

[26] 戴德．医疗服务价格动态调整机制国内外比较与启示 [J/OL]. 现代经济探讨，2020 (5)：126 – 132 [2020 – 05 – 15]. DOI：10. 13891/j. cnki. mer.

[27] 许坦，祁旺，黄晓春，等．医疗服务价格动态调整机制调

查研究［J］. 中国卫生经济，2017，36（1）：67－69.

［28］高欢，廖家智，杜杏利，等. 医疗服务价格动态调整的合理周期设定研究［J］. 中国卫生经济，2019，38（12）：49－51.

［29］张莹. 日本医疗服务价格政策分析［J］. 中国卫生经济，2010，29（9）：36－37.

［30］Baadh A，Peterkin Y，Wegener M，et al. The Relative Value Unit：History，Current Use，and Controversies［J］. Current Problems in Diagnostic Radiology，2016，45（2）：128－132.

［31］彭颖，李潇骁，王海银，等. 澳大利亚公立医院服务价格管理经验及启示［J］. 中国卫生资源，2017，20（3）：276－280.

［32］金春林，王惟，龚莉，等. 我国医疗服务项目价格调整进展及改革策略［J］. 中国卫生资源，2016，19（2）：83－86.

［33］王虎峰，崔兆涵. 医疗服务价格动态化调整：大转折与新思路［J］. 价格理论与实践，2017（6）：30－35.

［34］周娟，蔡艳艳，冯娟，等. 珠海市实施医疗服务项目政府定价的实践探索［J］. 中国卫生经济，2022，41（3）：63－65.

［35］帅伟. 贵州省中医医疗机构医疗服务项目价格调整现状及对策研究［J］. 贵州中医药大学学报，2022，44（1）：95－98.

［36］张圣和，徐伟，贾佳佳，等. 江苏省中医类医疗服务项目价格水平研究——基于六省市的比较分析［J］. 卫生经济研究，2021，38（5）：55－58.

［37］仲原，田红，江其玟，等. 公立医院医疗服务价格动态调整模型构建与应用［J］. 中华医院管理杂志，2022，38（2）：81－86.

[38] 蒋昌松，蒋婷，祁鹏，等. 医疗服务价格动态调整触发机制研究——基于"SET"三要素 [J]. 卫生经济研究，2022，39 (6)：8 - 11，16.

[39] 石福妹，高建民，薛秦香，等. 公立医院医疗收入指数测算研究 [J]. 中国卫生经济，2014，33 (8)：64 - 66.

[40] 许坦，戴智敏，翟飞，等. 公立医院医疗服务项目成本及价格指数建模 [J]. 中国卫生经济，2017，36 (9)：39 - 41.

[41] 高广颖，洪亚丽，李恩奎. 医疗服务价格指数分析 [J]. 中国卫生经济，1997 (12)：44 - 46.

[42] 国家医疗保障局. 全国医药价格指数编制方法 [Z]. 2022.

[43] 王晓昕，张媚，吴靖文，等. 运用价格篮子编制医疗服务价格指数的设计思路及应用检验 [J]. 中国卫生经济，2023 (7)：54 - 58.

[44] 张迎春，丁俊杰，马光辉. 考虑货币购买力的省域综合医疗服务价格差异分析 [J]. 卫生经济研究，2021，38 (8)：66 - 69.

[45] Handbook of health economics [M]. Elsevier，2000.

[46] 张小娟，于保荣. 美国医疗价格指数编制方法探讨 [J]. 中国卫生经济，2009，28 (9)：102 - 104.

[47] Abraham K G，Greenlees J S，Moulton B R. Working to improve the consumer price index [J]. Journal of Economic Perspectives，1998，12 (1)：27 - 36.

[48] Archibald R B. On the theory of industrial price measurement：

output price indexes [J]. Annals of Economic and Social Measurement, 1977, 6 (1): 57 -72.

[49] Dranove D, Shanley M, White W D. Does the Consumer Price Index Overstate Hospital Price Inflation? [J]. Medical Care, 1991, 29 (August): 690 -696.

[50] Armknecht P A, Ginsburg D H. Improvements in measuring price changes in consumer services: past, present and future [M]// Griliches Z, ed. , asist. , Output Measurement in the Service Sectors, Vol. 56. Chicago: University of Chicago Press for the National Bureau of Economic Research, 1992: 109 - 156 (see especially 124 - 132, 139 -142).

[51] Armknecht P A, Moulton B R, Stewart K J. Improvements to the food at home, shelter and prescription drug indexes in the U. S. consumer price index [R]. US Department of Labor, Bureau of Labor Statistics, CPI Announcement - Version I, 1994.

[52] Song X, Marder W D, Houchens R, et al. Can a disease-based price index improve the estimation of the Medical Consumer Price Index? [M]//Price index concepts and measurement. Chicago: University of Chicago Press, 2009: 329 -368.

[53] Berndt E R, Busch S M, Frank R G. Price indexes for acute phase treatment of major depression [C]//Paper given at the NBER - CRIW Conference on Medical Care Output and Productivity, Bethesda MD, 1998: 12 -13.

[54] Scitovsky A A. An index of the cost of medical care-a proposed

new approach [C]//The Economics of Health and Medical Care, Proceedings of the Conference on the Economics of Health and Medical Care, Ann Arbor: The University of Michigan, 1962: 10 – 12.

[55] Cutler D M, Mcclellan M B, Newhouse J P, et al. Pricing heart attack treatments [C]//Paper given at the NBER – CRIW Conference on Medical Care Output and Productivity, Bethesda, MD, 1998: 12 – 13.

[56] 邓婕，邹俐爱，曾茜．我国医疗价格指数预警机制研究[J]．医学与社会，2017，30 (2)：26 – 28.

[57] 董树山，刘兴柱，陈宁，等．医院医疗服务成本指数测算方法的研究 [J]．中国卫生事业管理，1998 (8)：18 – 20.

[58] Shapiro I, Shapiro M D, Wilcox D W. A price index for cataract surgery [C]//Paper given at the NBER – CRIW Conference on Medical Care Output and Productivity, Bethesda, MD, 1998: 12 – 13.

[59] Berndt E R, Cockburn I, Griliches Z. Pharmaceutical innovations and market dynamics: tracking effects on price indexes for antidepressant drugs [C]//Brookings Papers on Economic Activity: Microeconomics, 1996: 133 – 188.

[60] Pauly M V. Costs, effects, outcomes, and utility: concepts and usefulness of medical care price indexes [C]//J. E. Triplett, ed., Measuring the Prices of Medical Treatments Washington D C: The Brookings Institution, 1998.

[61] Chun S. A market basket-based outpatient medical care service price index with private insurance claims data [D]. College Station: Tex-

as A&M University, 2000.

[62] Gilbert M. The problem of quality changes and index numbers [J]. Monthly Labor Review, 1961, 84 (9): 992-997.

[63] Feldstein M S. Improving medical care price statistics [C]// Proceedings of the Business and Economics Statistics Section Washington D C: American Statistical Association, 1969: 361-365.

[64] Feldstein M S. The rising price of physicians' services [J]. Review of Economics and Statistics, 1970, 52 (2): 121-133.

[65] Griliches Z, Cockburn I. Generics and new goods in pharmaceutical price indexes [J]. American Economic Review, 1994, 84 (5): 1213-1232.

[66] Fisher F M, Griliches Z. Aggregate price indexes, new goods, and generics [J]. Quarterly Journal of Economics, 1995, 110 (1): 229-244.

[67] Fisher F M, Shell K. The pure theory of the national output deflator [M]//Fisher F M Shell K. The Economic Theory of Price Indexes. New York: Academic Press, 1972: 49-113.

[68] Fixler D, Ginsburg M. Health care output and prices in the producer price index [C]//Paper given at the NBER/CRIW Conference on Medical Care Output and Productivity, Bethesda, MD, 1998: 12-13.

[69] 于保荣，梁志强，高静，等. 医疗服务成本及价格体系研究 [M]. 济南：山东大学出版社，2012.

[70] 于保荣，王庆. 中国医疗服务价格管理的历史、现状及

发展——兼言《深化医疗服务价格改革试点方案》[J]. 卫生经济研究，2021，38（10）：3-7.

[71] Griliches Z, Cockburn I. Generics and new goods in pharmaceutical price indexes [J]. American Economic Review, 1994: 84(5): 1213-1232.

[72] 中共中央　国务院关于卫生改革与发展的决定：中发〔1997〕3号 [A].

[73] 关于城镇医药卫生体制改革的指导意见：国办发〔2000〕16号 [A].

[74] 关于改革医疗服务价格管理的意见：计价格〔2000〕962号 [A].

[75] 关于进一步整顿药品和医疗服务市场价格秩序的意见：发改价格〔2006〕912号 [A].

[76] 中共中央　国务院关于深化医药卫生体制改革的意见：中发〔2009〕6号 [A].

[77] 改革药品和医疗服务价格形成机制的意见：发改价格〔2009〕2844号 [A].

[78] 关于公立医院改革试点的指导意见：卫医管发〔2010〕20号 [A].

[79] 关于推进县级公立医院医药价格改革工作的通知：发改价格〔2012〕2787号 [A].

[80] 关于县级公立医院综合改革试点意见的通知：国办发〔2012〕33号 [A].

[81] 国务院办公厅关于城市公立医院综合改革试点的指导意

见：国办发〔2015〕38 号 [A].

[82] 国务院办公厅关于全面推开县级公立医院综合改革的实施意见：国办发〔2015〕33 号 [A].

[83] 中共中央　国务院关于推进价格机制改革的若干意见：中发〔2015〕28 号 [A].

[84] 推进医疗服务价格改革的意见：发改价格〔2016〕1431 号 [A].

[85] 关于贯彻落实推进医疗服务价格改革意见的通知：发改办价格〔2016〕1864 号 [A].

[86] 国家发展改革委关于全面深化价格机制改革的意见：发改价格〔2017〕1941 号 [A].

[87] 中共中央　国务院关于深化医疗保障制度改革的意见：中发〔2020〕5 号 [A].

[88] 国务院办公厅关于印发深化医药卫生体制改革 2021 年重点工作任务的通知：国办发〔2021〕20 号 [A].

[89] 深化医疗服务价格改革试点方案：医保发〔2021〕41 号 [A].

[90] 李永强，朱宏，李军山，等. 公立医院医疗服务价格动态调整研究 [J]. 卫生经济研究，2018 (11)：35 – 37.

[91] 张维迎. 博弈论与信息经济学 [M]. 新 1 版. 上海：格致出版社，2012.

[92] 拉丰，马赫蒂摩，等. 激励理论. 第一卷，委托 – 代理模型 [M]. 北京：中国人民大学出版社，2002.

[93] 高鸿业. 西方经济学 [M]. 第 8 版. 北京：中国人民大

学出版社，2021.

[94] 李军山，左泽，等．中医医疗服务项目定价理论研究——基于机会成本的分析 [J]. 价格理论与实践，2023 (1)：84 – 87.

[95] 肖孟，许潇栋．新增医疗服务价格项目定价研究及实践应用——基于广州市新增医疗服务价格项目定价改革实践探索 [J]. 价格理论与实践，2024 (2)：82 – 86.

[96] 丘金彩，周婷，朱远华，等．关于新增医疗服务价格项目自主定价问题探讨——基于广东省医改实践的探索 [J]. 价格理论与实践，2020 (9)：45 – 47.

[97] 彭倩，殷悦，梁乐怡，等．医疗卫生服务定价：基于价值定价转型方法学初探 [J]. 中国卫生经济，2024 (6)：14 – 17.

[98] 褚金花，于保荣．我国医疗服务价格管理体制研究综述 [J]. 中国卫生经济，2010，29 (4)：64 – 66.

[99] 郑大喜．加强医院医疗服务价格管理的现实思考 [J]. 现代医院管理，2004 (4)：7 – 10.

[100] 蒋帅．我国医疗服务价格形成机制及定价模型研究 [D]. 武汉：华中科技大学，2018.

[101] 张海鹰．社会保障辞典 [M]. 经济管理出版社，1993.

[102] 徐国祥．统计指数理论及应用 [M]. 北京：中国统计出版社，2009.

[103] 张荣芳．建设工程造价指数的测算与应用研究 [D]. 长春：吉林建筑大学，2015.

[104] Fisher I. The Making of Index Numbers [M]. Boston: Hough-ton Muffin, 1992.

［105］ Konus A A. The Problem of the True Index of the Cost of Living ［J］. Econometrica，1924（7）：10－29.

［106］ Diewert W E. Exact and Superlative Index Numbers ［J］. Journal of Econometrics，1976（4）：115－145.

［107］ Diewert W E. Superlative Index Numbers and Consistency in Aggregation ［J］. Econometrica，1978（46）：883－900.

［108］ Selvanathan E A，Prasada Rao D S. Index Numbers：A Stochastic Approach ［M］. London：Macmillan，1994.

［109］ 刘鹃，周海龙，洪晓阳．三明市探索医疗服务价格动态调整实践与经验启示［J］．中国卫生经济，2024（7）：19－22.

［110］ 国家医疗保障局．全国医药价格指数编制方法［Z］. 2022.

［111］ 罗莹．铁路货运价格指数编制方法及应用研究［D］．北京：中国铁道科学研究院，2020.

［112］ 李悦，朱凯，俞慧强．常用药品价格指数计算公式的比较［J］．中国药房，2012，23（8）：690－692.

［113］ 王天营．综合指数编制方法的比较研究［J］．统计与决策，2020，36（15）：38－43.

［114］ 张崖冰．药品价格指数在药品价格管理中的应用［J］．价格理论与实践，2009（1）：53.

［115］ 吕锐，高健，杜会征．基于医疗服务价格水平简化指数的价格水平差异化研究［J］．中国卫生经济，2024（7）：23－27.

［116］ 梁松，吴亚链．我国医疗服务价格监管的政策、实践及改革建议——基于北京、广东、黑龙江等典型地区改革实践探索

[J]. 价格理论与实践, 2024 (5): 77 - 81.

[117] 郑大喜, 王莉燕, 高欢, 等. 医疗服务价格动态调整相关因素, 作用机理与权重 [J]. 中国医院, 2021, 25 (1): 1 - 4.

[118] 吴伟旋, 向前, 许军, 等. 公立医院特需医疗服务价格的影响因素及其关系探讨 [J]. 中国卫生经济, 2019, 38 (2): 43 - 45.

[119] 王海银, 金春林, 姜庆五. 医疗服务价格动态调整机制构建及发展建议 [J]. 中国卫生资源, 2018, 21 (6): 482 - 486.

[120] 郑大喜. 医疗服务价格动态调整机制建立, 实施进展比较与启示——以 15 个示范城市为例 [J]. 中国医疗保险, 2023 (2): 19 - 26.

[121] 李青, 李源. 浅析医疗服务项目内涵的界定方法 [J]. 中国价格监管与反垄断, 2022 (10): 31 - 33.

[122] 杨同卫, 陈晓阳. 寻求医疗服务定价的第三方力量 [J]. 中国医学伦理学, 2004, 17 (6): 41 - 42.

[123] 江西省统计局. 2021 年统计年鉴 [DB/OL]. [2012 - 12 - 06]. http: //tjj. jiangxi. gov. cn/col/col38595/index. html.

[124] 李阳, 郑大喜, 谢雨晴, 等. 成本基础、价值导向的医疗服务价格分类形成与动态调整 [J]. 中国卫生经济, 2022, 41 (4): 46 - 51.

[125] Li Z G, Wei H. A Comprehensive Evaluation of China's TCM Medical Service System: An Empirical Research by Integrated Factor Analysis and TOPSIS [J]. Front Public Health, 2020, 8: 532420.

[126] 李孜, 刘宪, 袁笛. "价值医疗" 视角下重庆医疗服务项目价格调整的成效与思考 [J]. 中国医疗保险, 2021 (9): 48 - 54.

［127］谭华伟，张培林，刘宪，等．成本视角下取消药品加成政策的人力价值促进效应实证研究［J］．中国卫生经济，2021，40（8）：21－25.

［128］江西省医疗保障局．2020年关于助力打造江西中医药品牌服务中医药强省战略的通知［EB/OL］．（2020－05－18）［2022－06－17］. http：//ybj. jiangxi. gov. cn/art/2020/5/25/art_27599_2903620. html.

［129］李丰，仲金枝，张晶．基于医疗服务价格动态调整运行机制研究［J］．内蒙古科技与经济，2022（5）：51－52.

［130］张赟雅，傅鸿鹏．我国13个省（市、自治区）省级医疗服务价格项目比较分析［J］．卫生软科学，2022，36（4）：49－53.

［131］张芳芳，夏锋，张秋，等．取消耗材加成后广东省医疗服务价格调整及差异性分析［J］．中国卫生经济，2019，38（11）：48－50.

［132］张迎春，丁俊杰，马光辉．考虑货币购买力的省域综合医疗服务价格差异分析［J］．卫生经济研究，2021，38（8）：66－69.

后　　记

作为医疗服务价格治理领域基层耕耘多年的研究人员，在本书即将付梓之际，首先应当感谢我们所处的时代。正是这个时代，给我们提供了一个良好的学习工作环境和研究条件，我们所取得的所有进步都源自时代创造的机会。

本书得以完成，凝聚了领导、同事、朋友和课题组成员的心血和关爱。

朱卫丰教授、章德林教授、姚东明教授、宋洁主任、李亚锦副主任、吴海波教授等为本书的出版给予了大力支持，在此表示感谢。

同事罗剑、张炜琴、杨紫兰也为本书出版提供了帮助。

课题组成员陈永成、李永强、时洪洋、陈冰瑶、赵志冬、罗习珍、江乐盛等，给本书出版提供了许多有益建议。

硕士研究生刘春雪、蔡临冰、江海兰、王定才、刘佳佳、马绪达、李春莹等也为本书的数据收集、文字处理等花费了时间和精力。

本书的出版，得到了江西省高校人文社会科学 2023 年度研究项目（JC23117）资助，特此予以谢忱。

本书的出版，最终在经济科学出版社得以“修成正果”，对经济科学出版社李雪、袁溦等同志的辛苦付出和默默奉献，在此深表感谢。

李军山　任　翔

2025 年 3 月